超簡単!!

第2版

研究倫理審査・申請

～適正な審査・申請のための○○～

設置されています。当然ながら倫理審査の申請者も倫理審査について理解していなければなりません。しかし、この倫理指針は非常に複雑なことから、初学者だけでなく多くの研究者から理解しやすい入門書が求められていました。

　本書は「人を対象とする生命科学・医学系研究に関する倫理指針」への統合・改正に合わせ、第2版として作成しました。対象は臨床・疫学研究を実施する研究者です。特に医療現場で研究する各医療職の手助けになることを考え、各章はそれぞれの分野に精通する著者を選定しました。本書を参考にした研究者が、価値ある研究実績を残すことを切に望みます。

　2023年7月 　　　　　　　　　　　　　　　　　　　　　　　著者一同

目　　次

第1章
臨床・疫学研究のススメ

<本章のポイント>
・なぜ研究するのか、その意義を考える。
・研究にはいくつもの方法が存在する。しかし、目的に応じた方法は限られている。
・研究を計画するには目的を明確にする。目的は研究方法や倫理審査に影響を及ぼす。
・研究の手順を把握し、どの段階で何をするのか整理する。特に倫理的配慮と審査を受けるタイミング、その意味を理解する。
・これから実施する研究が生命・医学系指針の対象か否か判断する。

はじめに

　医療現場からは多くの疑問・問題が湧いてきます。放置していても、疑問・問題はなかなか解決しません。医療の現場で発生した疑問・問題は、現場で解決することが理想的であり現実的です。我々医療従事者には医学・医療の進歩に向けて、疑問の原因や問題の実態を調査し、その解決に向けて研究することが求められています。

　例えば、患者さんがある薬剤を服用したところ、添付文書に記載されていない有害事象が現れたとします。今のところこの症状が現れたのは目の前の患者さんだけなので、その症状と患者さんが服用した薬剤とはとりあえず関係がなさそうだと思うかもしれません。しかし、この患者さんの過去の診療録を調べてみると、今回と同じ薬剤を服用したときに同じ症状が発現していたことが確認できました。この症状は、患者さん特有のアレルギー症状でしょうか、それともその薬剤の薬理作用に基づく副作用でしょうか。そこで、同じ薬剤を飲んだことのある他の患者さ

んの診療録を調べてみると、同様の症状が現れたケースが認められました。それも数名ではなく、数十名、あるいはそれ以上も。こうなると、その症状とその薬剤との因果関係が疑われます。その症状は、その薬剤の副作用なのではないかと。

　新しい医薬品を世に出し、医療の現場で使えるようにするためには、治験という臨床試験を実施しなければなりません。しかし、治験では5Toos[1]の限界があるので、特に新医薬品ではこれまでに報告されていない副作用（添付文書に記載されていないなど＝未知のもの）を経験することがあります。日常業務で未知の副作用を疑った場合、薬剤との因果関係を明らかにする方法はいくつか考えられます。当該薬剤の服用経験がある患者さんの診療録を過去に遡って調査したり、市販後の臨床研究として改めて効果や副作用を調査することもあります。あるいは処方イベントモニタリング（Prescription Event Monitoring：PEM）や薬剤イベントモニタリング（Drug Event Monitoring：DEM）といった大規模な研究も一つの手段です。

5Toos[1]

　治験では5Toos の限界があるため、十分な副作用の検出が困難です。市販後には多剤併用、複数疾患罹患、長期服用、幅広い年齢層などの要因が複雑に関与するので、思わぬ副作用が出現することがあります。

Too few：少ない症例数

Too simple：併用薬、合併症がないシンプルな症例

Too brief：短い投与期間

Too median-age：小児、高齢者などが少ない症例

Too narrow：限定的な疾患群

　研究といってもその目的や方法は様々です。本書は臨床研究と疫学研究に焦点を絞って話を進めていきます。前者は臨床の場（医療現場）で行う研究であり、後者は人間集団における疾患の分布や頻度などを観察する研究です。このような研究をするには「人を対象とする生命科学・

医学系研究に関する倫理指針」（令和3年文部科学省・厚生労働省・経済産業省告示第1号。以下「生命・医学系指針」という）あるいは臨床研究法（平成29年法律第16号）に従う必要があります。本書では特に断りがない限り、生命・医学系指針について解説します。

1　なぜ研究するのか？

　何らかの動機付けがあるからこそ、人は行動します。医療従事者が研究する理由としては、目の前の患者さんを助けるため、業務の効率化を図るため、効果的かつ効率的な医療経済に資するため、スキルアップのため、専門資格取得のため、あるいは単に研究が好きだからということもあるでしょう。いずれにせよ、こうした理由をきっかけに行う研究は、医学・医療の発展がエンドポイントではないでしょうか。特に医療現場で実施する多くの研究は、研究室内では実施できないものです。従って、我々医療従事者には医療現場で発生した疑問を医療現場で研究し、解決することが求められています。研究は人類や社会に対する貢献です。

　さらに医療現場から生み出された研究成果は、適正な医療を進めるための基準としても使用されます。例えば、診療報酬の議論のとき。診療報酬は原則として2年ごとに改定されますが、改定内容は中央社会保険医療協議会（中医協）で検討されます。中医協は、支払側委員、診療側委員、公益委員で構成されており、さまざまな角度から議論がなされます。診療側委員が、新たに保険導入して評価すべき技術・サービスを提案したとしても、支払側委員は医療従事者ではないので、その必要性が理解できないこともあります。そこで、近年では客観的データに基づいたエビデンスがこうした評価項目の提案に求められています。診療側委員がエビデンスに基づいて新しい考えを提案すると、支払側委員はその必要性を理解しやすくなります。このようなエビデンス・データは医療従事者が自ら創出しなければなりません。その他にも国や都道府県などで医療政策を議論する際、エビデンスを提出することで医療専門家でない人も理解しやすくなります。このようなエビデンスは、国民が医療行

為の必要性を理解するためにも必要です。

　また、医療職が専門資格（専門医、専門薬剤師など）を取得する際、学会発表や論文の実績が求められます。専門資格なのだから専門的な知識や技術を習得していればいいのではないか、なぜ研究実績が問われるのかと、疑問に思う方がいるかもしれません。しかし、医療職の専門資格を持つ者は、その分野のエキスパートです。専門分野の知識・技術を備えているのは当然ですが、それだけで十分でしょうか。例えば、あなたが新薬Aを開発し、効果や副作用を解析したとします。まだ発表していない段階ならば、この結果は世界中であなたしか知りません。いわば新薬Aについてはトップランナーです。つまり、ある分野の専門資格を得るということは、さらに細分化された分野のトップランナーであるということになります。医学・医療は日進月歩なので、この分野を率先する能力も専門資格を持つ者には求められます。専門資格とはこれらの資質を備えていることの証明でもあります。

　研究は薬剤の治療効果に直結するだけでなく、適正な診療報酬や医療アクセス、さらには医療経済といった領域におけるエビデンスの創出にもつながります。そして、現在の高度な医療があるのは、これまでの研究者が残してくれた貴重な財産のおかげです。そして、将来的にはあなたが行った研究が土台となり、それを他の研究者がさらなる研究につなげていってくれるかもしれません。これまでの長い歴史で構築された研究成果の積み重ねがあるからこそ、今の医療があります。このように考えると、研究へのモチベーションがますます上がってきませんか！

2　医療現場での研究とは？

　医療現場ではいろいろな問題が日常的に発生します。しかも、これら問題には回答がないことが珍しくありません。このような問題を解決しようと考えることが研究の第一歩です。

　医学系研究は、基礎研究から非臨床試験、臨床研究へと段階的に進められます（図1）。臨床研究の範囲を見てみると図2のようになります。

臨床研究には介入研究のような臨床試験があります。臨床試験のうち医薬品の承認申請のために行う試験は治験と呼ばれます。また、臨床研究のうち臨床試験に含まれない観察研究もあります。この観察研究では研究としての介入は行わず、日常診療の中で患者さんを観察します。観察研究よりも介入研究の方が高いエビデンスが得られるものの、介入研究を実際に行うにはハードルが高くなりがちです。置かれた環境の中で実行可能な方法を模索してください。また、臨床研究の結果として論文が発表されますが、研究はこれで終わりではありません。得られたデータ

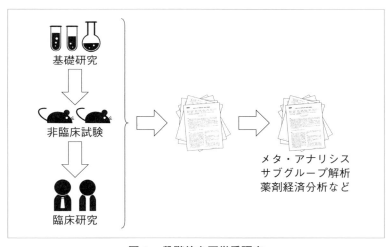

図1　段階的な医学系研究

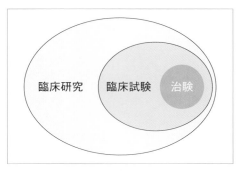

図2　臨床研究

を利用して、メタ・アナリシスやサブグループ解析、薬剤経済分析に活用されることもあります（**図1**）。

　研究では何らかのデータを収集します。得られたデータは量的あるいは質的に分析・研究します。量的研究では得られた数量データを集計し、統計解析などの処理をしたうえで一定の結論を導き出します。これに対して多くの質的研究では、言語や文章（インタビューや観察記録など）が対象です。言語・文章データを基に個別性から一般性や普遍性を追求することになります[2]。近年、多くの医療分野で質的研究が報告されるようになってきました。

　以上を踏まえ医療現場での研究を考えてみると、対象は人だけでなく、モノ（物質や機械など）や情報なども考えられます。さらにデータの取り方や分析方法もさまざまなので、目的に応じた研究計画を立てなければなりません。例えば、医療情報システムの研究を計画したとします。システム開発は目的によって評価方法が異なります。コンピュータ処理の円滑化が目的であれば、エンドポイントを処理速度やコンピュータ負荷の軽減として評価することができます。しかし、システムの疾病管理機能をエンドポイントとするのであれば、治療効果やアドヒアランスなどの指標が必要になります。この場合、臨床研究が必要になることもあります（**図3**）。システム開発という分野でも、目的に応じて研究分野

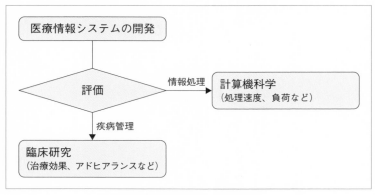

図3　目的に応じた研究方法

が異なってきます。

　研究にはいろいろなアプローチ方法があります。しかし、目的にマッチした研究方法は限られています。特に医療現場で患者さんを対象にした研究をするとなると、多方面への配慮が必要になります。これから何を明らかにしたいのか、そのためにはどのような研究が必要なのか、頭の中で整理してみてください。

3　研究の手順と注意点

　本書では臨床・疫学研究の倫理審査について解説しますが、その前に研究を段階ごとに整理しましょう（**図4**）。

Step 1：テーマを決める

　研究を計画する際、まずは何を明らかにしたいのか目的を明確にしてください。それによって具体的に何をするのか明確になり、研究方法が定まってきます。

Step 2：関連研究を調査する

　研究するには予算や労力を費やすことになり、場合によっては多くの方からご協力を得なければなりません。既に明らかになっていることならば、書籍や文献を読めば済むことです。研究とは分からないことを明らかにする、いわば新規性が重要になります。そこで、データベースな

```
                    Step 1：テーマを決める
                    Step 2：関連研究を調査する
                    Step 3：計画を立てる
        倫理審査 ▶  Step 4：データ収集・解析
                    Step 5：学会発表
                    Step 6：論文投稿
```

図4　研究の進め方

どの二次情報で過去の研究を検索し、これから研究することについて調べてください。同じような研究があったとしても、途中までしか調査されていなかったり、知りたいことの一部しか明らかにされていないことがあります。そのような場合には、それら研究を土台として、さらなる研究を計画します。さまざまな情報を調べた上で、再度目的を設定してください。

Step 3：計画を立てる

　研究に取りかかるには、研究計画書が必要です。PECO（観察研究）／PICO（介入研究）で考えると研究をイメージしやすくなります。研究計画書は科学性・信頼性・倫理性を意識して作成してください。なお、研究計画書の作成は第4章をご覧ください。

> **PECO／PICO**
> 　臨床における問題を定式化するには、PECO／PICO で考えると整理しやすくなります。PECO／PICO は研究計画を立てるときだけでなく、論文を読むときにも使用できます。
> Patient：誰に
> Exposure（曝露）／Intervention（介入）：どのような事象があり
> Comparison：何と比較して
> Outcomes：どのような結果が得られたのか

Step 4：データ収集・解析

　研究計画書に従って研究を進めます。人を対象に研究するのであれば、特に個人情報の管理は厳格にしてください。

Step 5：学会発表

　得られた成果を発表し、社会に還元します。学会発表は得られた結果を広く周知するだけでなく、他の専門家から思わぬ指摘やアイディアが得られることもあります。

Step 6：論文投稿

　研究は論文としてまとめることで、明確なエビデンスとして構築されます。

※研究の進め方の詳細については、"超簡単!!論文作成ガイド〜「研究」しよう"（薬事日報社）をご参考にしてください。

　人を対象にした研究を念頭に Step 1〜 6 を見てみると、Step 3（計画を立てる）と Step 4（データ収集・解析）で特に倫理的配慮が求められます。臨床データを取る場合、事前に研究の科学性・信頼性・倫理性などの倫理審査を受けなければならず、そのタイミングは Step 3 の後になります。そして、倫理審査委員会からの承認後に Step 4 に取りかかります。要するに、倫理的配慮は研究計画の段階から始まっていなければならないわけです。そして、データ収集と管理は計画書通りに実施しなければなりません。

　Step 1（テーマを決める）の段階で、この研究テーマでは人を対象にしなければ実施できないと思っても、Step 2（関連研究を調査する）で検討すると、必ずしもその必要がない場合も出てきます。倫理審査が必要な理由は第 2 章で詳しく解説しますが、不必要な臨床・疫学研究をしないということも倫理的には重要です。例えば、ある医薬品の効果を明らかにする研究を検討したとします。データベースで論文を検索したところ、小規模の臨床研究が複数得られました。これら論文のサンプルサイズはどれも小さいので、エビデンスとしては不十分です。このようなときは複数の論文を統計的に統合するメタ・アナリシスという分析で解決できるかもしれません。臨床・疫学研究の実施にこだわるのではなく、どのようなデータが必要なのかをよく考えることが重要です。

4　倫理審査が必要な研究とは？

　医学系研究といっても、いろいろなタイプがあります。例えば新薬の

開発を例にとると、基礎研究から非臨床試験、臨床試験へと移行します。臨床試験が医薬品の承認申請資料の収集を目的に実施するもの（治験）であれば、GCP（Good Clinical Practice）が適用されます。しかし、治験以外でも臨床研究は行われます。そのときには生命・医学系指針などに従うことになります。臨床研究でなくても、疫学研究などのように人を対象にした医学系研究であれば、研究する前に倫理審査を受ける必要があります。

(1) 生命・医学系指針の対象研究

　「人を対象とする生命科学・医学系研究」をする際は倫理審査を受けなければなりません。ここで「人」については注意が必要です。「人」とは生きている人間だけではありません。生命・医学系指針で規定する「人」とは、人から採取した臓器・組織・細胞、診療情報、遺伝情報なども該当します。また、「生命科学・医学系研究」には医学・薬学・看護学だけでなく、介護・福祉、栄養、環境衛生などの分野の研究も該当します。ただし、医療や介護福祉などの分野であっても医事法や社会福祉学など人文・社会科学分野の研究は、「生命科学・医学系研究」に含まれないことがあります。その一方、人文学分野であっても、ヒトゲノムや遺伝子情報を用いるなら、「生命科学・医学系研究」に該当します。この場合の解釈は、研究の内容によって個別に判断されることになります。

　人が対象の生命科学・医学系研究であっても、生命・医学系指針の対象外になる研究もあります（**表1**）。「国民健康・栄養調査」、「感染症発生動向調査」などは、法令の規定により実施されるもので、生命・医学系指針の対象外です。また、法令の定める基準の適用範囲に含まれる研究、例えば治験を行う場合は「医薬品の臨床試験の実施の基準に関する省令」（GCP）に従う必要があり、これも生命・医学系指針の対象外になります。

　また、メタ・アナリシスではこれまでに実施された臨床研究の結果を統計的に統合し、一定の見解を見出します。このような研究の元データ

表1　生命・医学系指針の対象外となる研究

① 法令の規定により実施される研究
　国民健康・栄養調査（健康増進法）　など

② 法令の定める基準の適用範囲に含まれる研究
　医薬品の臨床試験の実施の基準に関する省令　など

③ 既に学術的な価値が定まり、研究用として広く利用され、
　かつ、一般に入手可能な試料・情報
　査読された学術論文　など

④ 個人に関する情報に該当しない既存の情報

⑤ 既に作成されている匿名加工情報

⑥ 医療のみを目的とする医療行為

となる臨床論文のように、既に学術的な価値が定まり、研究用として広く利用され、かつ、一般に入手可能な試料・情報を使って行う研究も生命・医学系指針の対象外となります。

　その他、個人に関する情報（個人情報、仮名加工情報、匿名加工情報、個人関連情報（死者に関するこれらに相当する情報も含む））ではない既存情報、既に作成されている匿名加工情報も対象外です。匿名加工情報の場合には、加工の時期を明確にしてください。指針の対象外となるのは、既に作成した場合だけです。

　一方、学会に行くと特殊な症例の発表を聴く機会があります。日常診療における症例の経過観察は研究のためでなく、あくまでも医療の一環として記録するものです。このようなものは研究に該当しないことから、生命・医学系指針の対象外となります。医療と臨床研究は同じことをしているように見えますが、それらは考えが異なります。医療の目的は患者さんの治療（本人の利益）で、治療効果とリスクは根拠が明らかになっています。一方、研究は対象者と同じ病気で苦しむ患者さんを助けるのが目的で（他人の利益）、効果とリスクは未知の部分があります。つまり、医療と研究は根本的に違うということを認識してください（**図5**）。

　人を対象とする生命科学・医学系研究であっても、他の指針の対象に

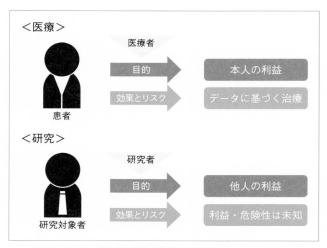

図5　医療と研究の違い

なるのであればそちらが優先されます。しかし、その指針で規定してい
ないことがあれば、その部分を生命・医学系指針で審査します。ここで
いう他の指針は、「ヒト受精胚の作成を行う生殖補助医療研究に関する
倫理指針」「遺伝子治療等臨床研究に関する指針」などです。

　臨床研究は大きく、介入研究と観察研究に分けられます。さらに後者
は横断研究と縦断研究に分類されます。臨床研究というと、多くの方は
治験のように「対象者を複数の群に分け、対照薬とプラセボを投与して
効果を比較し……」、といった試験を想像するかもしれません。しかし、
そうした典型的な臨床研究だけでなく、患者さんを対象にしたアンケー
ト調査や医療機関にある診療録を利用した後ろ向き調査なども倫理審査
の対象になります。ただし、これはあくまでも研究の場合です。**表2**の
①の例にあるように、アンケートを取ったとしても、調査の目的が事業
の一環ならば研究ではないので生命・医学系指針の対象外になります。
同じアンケートという調査方法であっても、目的によって倫理審査の対
象になるかどうかが異なってくるわけです。

表2　倫理審査の必要性と研究デザイン

区分			例
①倫理審査不要			・研修会の参加者にアンケート調査し、今後の研修計画に反映する。
倫理審査必要	②介入研究		・対象者をA群とB群に振り分け、A群には一般的な服薬指導、B群には一般的な指導だけでなく、独自に考案した指導をする。その後、A群とB群のアドヒアランスを比較する。
	観察研究	③横断研究	・C市とD市における疾患Eの発症率を比較する。
		④縦断研究	・過去のカルテを調査する（後ろ向き）。 ・食品Eを摂取している群、摂取していない群について、疾患Fの罹患率を経時的に調査する（前向き）。

表3　特定臨床研究

次のいずれかに該当するもの。
① 「医薬品、医療機器等の品質、有効性及び安全性の確保等に関する法律」における未承認・適応外の医薬品等の臨床研究
② 製薬企業等から資金提供を受けて実施される当該製薬企業等の医薬品等の臨床研究

(2)　特定臨床研究

　臨床研究法が2017年4月14日に公布され、医薬品等を人に用いてその有効性や安全性を明らかにする研究について、実施の手続きや資金提供に関する情報公表制度等が定められました。この中で、特定臨床研究が規定されました（表3）。特定臨床研究を行うには臨床研究実施基準等に従うことが義務付けられ、「認定臨床研究審査委員会」の審査を受けなければなりません（表4）。一方、特定臨床研究以外の臨床研究については、臨床研究法で努力義務が規定されています。ただし、臨床研究法における臨床研究では、観察研究や治験は該当しません。

　なお、倫理審査等を行う委員会を生命・医学系指針では「倫理審査委員会」と、臨床研究法では「認定臨床研究審査委員会」といっています

表4　特定臨床研究の実施に係る措置

① 特定臨床研究を実施する者に対して、モニタリング・監査の実施、利益相反の管理等の実施基準の遵守及びインフォームド・コンセントの取得、個人情報の保護、記録の保存等を義務付け。
② 特定臨床研究を実施する者に対して、実施計画による実施の適否等について、厚生労働大臣の認定を受けた認定臨床研究審査委員会の意見を聴いた上で、厚生労働大臣に提出することを義務付け。
③ 特定臨床研究以外の臨床研究を実施する者に対して、①の実施基準等の遵守及び②の認定臨床研究審査委員会への意見聴取に努めることを義務付け。

が、本書では特に臨床研究法のそれについて言及する場合を除いて「倫理審査委員会」と表記しています。

＜Q&A＞

Q：初めて臨床研究を計画しようと思っています。倫理的配慮のプロセスはどのように考えたらいいのでしょうか？

A：臨床研究に限らず、研究するときは何を明らかにしたいのか、まずは疑問を明確にしてください。もしその疑問が臨床研究でなければ解決しないのであれば、実行に向けて研究を計画してください。その際、臨床研究は人を対象にするので、倫理審査を受けなければなりません。臨床研究には科学性・信頼性・倫理性が要求されます。倫理審査では研究対象者への倫理的配慮はもちろんのこと、科学性や信頼性も審査の対象になります。

　臨床研究は研究を実施する側（研究者、研究機関の長など）だけでなく、研究対象者（患者など）や倫理審査委員にも研究を理解していただかなければなりません。そのためには頭で考えたことを文章にして、書類（倫理審査申請書、研究計画書、同意文書など）を作成する必要があります。そして、倫理審査委員会から承認が得られたら、「研究機関の長」はそれを踏まえて研究の実施を検討します。実施許可が得られたら、研究計画書に基づいて研究を進めてくださ

い。このうち倫理的配慮のプロセスをまとめると、以下のようになります。

① これから行う研究に合うように倫理的配慮を検討する（インフォームド・コンセントの方法、科学的妥当性、実施可能か、など）

② 第三者が確認できるように倫理的配慮を文章にする（インフォームド・コンセント等に必要な文書、研究計画書など）

③ 倫理審査を受けて承認を受ける

④ 研究を実施する際、研究者は研究計画書を厳守する

具体的な方法は研究により異なります。もし、判断に迷うことがあったら、倫理審査委員会にご相談ください。

Q：地域の医療機関に対する調査を考えています。倫理審査を受けるべきでしょうか？

A：生命・医学系指針の対象になる研究とは、人を対象にする生命科学・医学系研究です。「医療機関に対する調査」だとしても、その内容により審査の対象か否か異なります。

医療機関に対する調査ならば、人ではなく施設を対象にしているので、生命・医学系指針の対象外です。例えば次のような調査が考えられます。

・設置している医療機器の調査
・届出ている施設基準の調査　など

しかし、調査内容が患者の診療情報などに通じていると、生命・医学系指針の対象になります。例えば、次のような調査が考えられます。

・ある薬剤について、過去の診療録を調査し、副作用の発現率を報告する
・ある疾患の患者について、共通のプロトコールに基づいた観察記録を報告する

倫理審査を受けるかどうかは研究のタイプで判断するのではなく、「人」を対象として「生命科学・医学系研究」をするかどうか、と

15

いう点に着目してください。

参考文献

1) Rogers AS. Adverse drug events: identification and attribution. Drug Intell Clin Pharm. 1987 Nov; 21(11): 915-20.
2) 大谷尚. 質的研究とは何か. YAKUGAKU ZASSHI. Vol. 137 (2017) No. 6

第2章
倫理審査が必要なわけ

はじめに

　人を対象とする生命科学・医学系研究（臨床研究）を実施する場合、研究対象者の人権を守り安全性を確保するために倫理審査が必須となります。医学研究の倫理原則として世界標準のガイドラインとなっている「ヘルシンキ宣言」には、「研究計画書は、検討、意見、指導および承認を得るため研究開始前に関連する研究倫理委員会に提出されなければならない（23. 研究倫理委員会）」と示されています。そのヘルシンキ宣言の精神を汲んだ「医薬品の臨床試験の実施の基準に関する省令（GCP）」や「人を対象とする生命科学・医学系研究に関する倫理指針（生命・医学系指針）」等の法規・ガイドラインにおいても同様に倫理審査は義務付けられています。では、なぜ臨床研究を実施する際に倫理審査が必要とされるのでしょうか。そう問われたときに「ルールで決まっているから」という理由だけでなく、その歴史的背景を知っておくことはとても大切です。この章では、まず倫理審査が必要とされる理由について臨床研究の歴史を振り返って理解するとともに、海外の現状も踏まえ日本が抱える問題点について解説します。

1　医学研究倫理の歴史的背景

⑴　紀元前から戦前まで
①　ヒポクラテスの誓い
　医の倫理の起源として、「ヒポクラテスの誓い（表1）」が有名です。これは、医学の父と呼ばれたヒポクラテス（紀元前460年頃〜370年頃）

表1　ヒポクラテスの誓い

　医神アポロン、アスクレピオス、ヒギエイア、パナケイアおよびすべての男神と女神に誓う。私の能力と判断にしたがってこの誓いと約束を守ることを。

1．この術を私に教えた人をわが親のごとく敬い、わが財を分かって、その必要あるとき助ける。
2．その子孫を私自身の兄弟のごとくみて、彼らが学ぶことを欲すれば報酬なしにこの術を教える。そして書きものや講義その他あらゆる方法で私の持つ医術の知識をわが息子、わが師の息子、また医の規則にもとずき約束と誓いで結ばれている弟子どもに分かち与え、それ以外の誰にも与えない。
3．私は能力と判断の限り患者に利益すると思う養生法をとり、悪くて有害と知る方法を決してとらない。
4．頼まれても死に導くような薬を与えない。それを覚らせることもしない。同様に婦人を流産に導く道具を与えない。
5．純粋と神聖をもってわが生涯を貫き、わが術を行う。
6．結石を切りだすことは神かけてしない。それを業とするものに委せる。
7．いかなる患家を訪れる時もそれはただ病者を益するためであり、あらゆる勝手な戯れや堕落の行いを避ける。女と男、自由人と奴隷の違いを考慮しない。
8．医に関すると否とにかかわらず他人の生活について秘密を守る。
9．この誓いを守りつづける限り、私は、いつも医術の実施を楽しみつつ生きてすべての人から尊敬されるであろう。もしこの誓いを破るならばその反対の運命をたまわりたい。

（日本医師会ホームページより。小川鼎三訳）

によって説かれたものを、彼の死後100年以上経ってから弟子たちによってまとめられたものとされています。ヒポクラテスは呪術的医療を廃し、健康・病気を自然の現象と考え、科学的視点に基づく医学の基礎を作りました。そしてこの「ヒポクラテスの誓い」は、現代の医療倫理の根幹をなす「患者のための医療」「生命の尊重」「患者のプライバシー保護」など医師の職業倫理を打ち立てています。一部の内容は現代に適さないものもありますが、多くは現在でも通用する医療倫理の根幹を成しています。日本でも江戸時代に蘭方医によって伝えられており、世界中の西洋医学教育で長く教えられ、医師として持つべき倫理観の礎として受け継がれています[1]。しかし、ここには現代の「研究倫理」に通ず

る考え方には言及されていませんでした。

　時代は近代に近づき、18世紀後半になると医療は大きく変わってきます。新しく作られた薬や治療方法を実際に人に使ってみて、その効果や状態を観察する、ということが行われます。

②　天然痘撲滅：エドワード・ジェンナー

　イギリスの医学者、エドワード・ジェンナー（1749〜1823年）は、牛の乳搾りに従事している人が牛のウィルス感染症、牛痘に感染することがあり、その人は天然痘にかからないという話を聞き、これを天然痘の予防に使えないかと考えました。ジェンナーは最初の人体実験を、孤児院の 8 歳の少年に対して行いました。少年に牛痘を接種すると少年には牛痘の症状が出ますが、もともと人では軽症で済むものですので後に回復します。6 週間後、次に天然痘を接種してその予防効果を確認します。その結果、天然痘は発症せず、ここに牛痘による天然痘予防接種が確立します。その後天然痘ワクチンが改良されて全世界で使われ、1980年には天然痘の根絶が宣言されました[2]。

③　全身麻酔薬の開発：華岡青洲

　日本の外科医、華岡青洲（1760〜1835年）は麻酔薬の開発を手がけ、記録が残っている中では世界で初めて全身麻酔による手術を成功させた医師です。曼陀羅華（まんだらけ）の実（チョウセンアサガオ）、草烏頭（トリカブト）、当帰（トウキ）など 6 種類の薬草に麻酔効果があることを発見し、動物実験を重ねた後に自分の実母と妻を実験台にして麻酔薬の開発を進めます。この実験がもとで母親は死亡し、妻は失明してしまいますが、それらの犠牲のもとに全身麻酔薬「通仙散」が完成します。1804年10月13日、華岡青洲は通仙散を用いた全身麻酔下の手術により、乳癌の摘出手術を成功させました[3]。

④　狂犬病ワクチン：ルイ・パスツール

　フランスの化学・微生物学者、ルイ・パスツール（1822〜1895年）は、

ジェンナーの種痘法に「ワクチン」という名前を付け、他の病気にも応用できるのではないかと考えました。その結果、狂犬病、家畜の炭疽病、ニワトリコレラなどのワクチン開発に成功しました。1885年6月6日、パスツールは狂犬に噛まれた少年に自分が開発した狂犬病ワクチンを11日間接種し、少年を狂犬病発症から救いました。ただ、狂犬病ワクチンの人への接種はこれが最初ではなく、動物実験の基礎がないそれ以前の時期にも、狂犬に噛まれた2人の人に試作ワクチンの接種は行われていました。そのうち1人は発症しませんでしたが狂犬病ではなかった可能性があり、もう1人は死亡しています[4]。

⑤ 抗生物質ペニシリンの臨床応用：A. フレミング、E. チェーン、H. フローリー

　イギリスの細菌学者、アレクサンダー・フレミング（1881〜1955年）が黄色ブドウ球菌の研究中、寒天培地のシャーレに青カビが生えてしまい、カビの周囲だけ菌の成育が阻止されていたことでペニシリンが発見されたという話は有名です。このペニシリン、実用化するためには青カビの培養液から活性体だけを精製する技術と、大量生産する技術が必要でしたが、専門分野が異なるフレミングはその作業に成功しませんでした。

　ペニシリンの発見から10年後、フレミングの論文を読んだドイツ系ユダヤ人の生化学者エルンスト・チェーン（1906〜1979年）とオーストラリア人の細菌学者ハワード・フローリー（1898〜1968年）がペニシリンの精製と大量生産に成功します。そして動物実験でペニシリンの有効性が確認され、人への適用が期待されます。ペニシリンの最初の人への適用はアメリカで行われました。初回症例は重症感染症で重体の警察官でしたが、ペニシリンは腎排泄の速度が早く、十分な血中濃度が維持できず治療は失敗に終わります。その後、アメリカ政府と製薬企業の後押しもあり、十分なペニシリンが準備された上で臨床適用を重ね、感染症への治療効果と安全性が確認されました。

　実用化されたペニシリンは第二次世界大戦の戦地で大量に使われ、数百万人の負傷兵の命を救いました（**図1〜図3**）。そして、1945年にフ

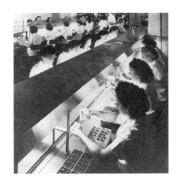

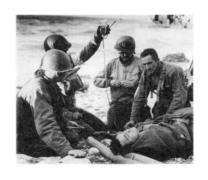

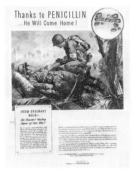

図1　第二次世界大戦中のペニシリン工場の様子「戦時中のペニシリン需要に応えるため、ブルックリン工場では生産の限界まで稼働」（上左）

図2　第二次世界大戦の戦場で使われるペニシリン「ノルマンディー上陸時に連合軍が携帯したペニシリンのほとんどがファイザー社製」（上右）

図3　「第二次世界大戦で連合軍の兵士の治療に用いられたペニシリンの重要性を主張するポスター」（左）

図1、2、3の出典：ファイザー株式会社ホームページ

レミング、チェーン、フローリーの 3 人はその功績が讃えられノーベル医学生理学賞を受賞しました[5]。

　これらの事例のように、長期にわたり、新しい医療が人に初めて試される際は身近にいる患者に実験と治療の両方を目的とした投与が行われてきました。そして多くの犠牲のもとに有効性と安全性が確認され、新薬や新たな技術が生み出されてきました。当時の臨床試験の多くは、放っておけば死んでしまう状態の患者に対し、「治療」という名のもとに「医療者」兼「研究者」の論理と裁量によって実験的医療、すなわち人体実験を行っていたといえるでしょう。

(2)　戦時中から戦後の医学研究
①　ナチス・ドイツの人体実験

　こうした「安全性や有効性をみるための人の利用」や「治療の一環と

しての未知の方法の適用」は近代でも続けられ、なかには被験者を多く
集めるために囚人や精神疾患を有する人など、社会的立場の弱い人を研
究対象者にすることもありました。その中で非倫理的な人体実験がしば
しば行われていたであろうことは十分推察されることです。

　非人道的な人体実験は第二次世界大戦下で極まることになります。当
時のナチス・ドイツの人種主義のもと、1938年からユダヤ人や遺伝性疾
患をもつ人々を強制収容所に送り込み抹殺する計画が実行され、その結
果数百万人の罪なき人々が殺害されました。収容所では大勢の収監者を
殺害し続けることが仕事となり、安価で清潔で効率的な殺害方法を模索
し始めます。一方で、健康な収監者は実験台として人体実験の被験者に
供されることになります。

　以下にナチス・ドイツが行った人体実験の一部を紹介します[6]。

超高度実験

　ドイツ空軍の戦闘機は他の国の戦闘機よりも高い18000mの高度を飛
ぶことができました。しかし、当時の機体は気密性が保たれていなかっ
たため、操縦士が高高度の低い気圧にさらされてどこまで耐えられるか、
また高空からパラシュートで脱出して降下するとどうなるかを調べる必
要がありました。そこで、ダッハウ強制収容所において被験者を気密室
に入れ高度20000mに相当する低気圧にさらす実験を行い、70人〜80人
を死亡させました。

低体温実験

　戦闘機が撃墜され、パラシュートで脱出したあと、北欧の冷たい海に
落ちたパイロットは無傷でもそのまま凍死することがありました。そう
した兵士を救う方法を見出すために、収容者たちは衣服を剥がれ、氷水
のタンクに漬けられて凍死状態になったところで引き上げられ、その後
様々な方法で暖められ、蘇生方法の検索が行われました。この低体温実
験の結果は1942年10月にニュルンベルクで行われた医学会議で発表さ
れ、第二次世界大戦以降、医学文献で20数回以上引用されています。英
国の海難救助のマニュアルもこの結果により書き換えられました。

マラリア実験

　1000人以上の収監者たちが、マラリアを媒介する蚊への暴露や、蚊の粘液腺抽出物の注射などにより人為的にマラリアに感染させられ、様々な予防薬や治療薬の実験に使われました。この実験により30人がマラリアで死亡し、300人から400人が薬の副作用や合併症で死亡したといわれています。

　そのほか、海水飲用実験、銃創に対するサルファ剤治療実験、焼夷弾治療実験、放射線による不妊誘発実験など、明らかに研究目的で行われた人体実験は少なくとも26種類に上ります。

②　ニュルンベルク医師裁判とニュルンベルク綱領

　終戦後、連合国によるナチス・ドイツの戦争犯罪を裁く軍事裁判、「ニュルンベルク国際軍事裁判（1945年11月20日～1946年10月1日）」が開かれます。その継続裁判、「ニュルンベルク医師裁判（1946年12月9日～1947年8月20日）」の中で、強制収容所における人体実験や安楽死殺人が裁かれました。関与した被告は23名で、そのうち20名が医師でした。

　裁判の中で、検察団による人体実験の訴追に対し、ドイツ人で構成された弁護団は様々な道徳的持論を展開して被告の弁護を試みました[7]。主なものを抜粋して以下に記します。

「被験者は死刑判決を受けた者に限られていた」
・収容者は当時のドイツの法律で死刑が宣告されていたのでここから知識を得ることは道徳的な弁護の余地がある。
・死刑宣告された収容者が、実験に供されたことにより処刑を免れた者もおり、それは囚人の利益になっている。
・囚人を被験者とした人体実験は世界中で行われており、米国の刑務所も例外ではない。
「国家の防衛と安全のためになすべきことを行った」
・国家から総力戦で戦うことを求められた。兵士には生命の放棄が

求められ、医療関係者には疾病と戦うための実験を命じられた。
・国家の存亡がかかる「戦争」は通常の道徳律の例外を正当化する。
「研究の倫理に関する普遍的な基準は存在しない」
・基準は時と場所によって異なる
・倫理的に問題のある人体実験は世界中で行われており、科学の進歩のためという理由で正当化されている
「多数の利益のために少数の利益を犠牲にするのは理にかなっている」
・戦線では毎日千人もの兵士が発疹チフスで死んでいく。収容者を使って発疹チフスの実験を行い、何万人もの命が救える予防ワクチンが手に入るなら、その利益に比べれば百人や二百人の死が何であろうか。
「人体実験なしには、科学と医学の進歩はありえない」

　弁護団の反論のとおり、当時は「医学の発展のため」という理由で囚人を被験者とする実験は各国で行われていましたし、確かにこのような非人道的な実験行為に対する規則や規範も存在しませんでした。検察側は、米国イリノイ大学医学部の生理学・薬理学者A・アイヴィーと、米陸軍予備隊大佐で精神科医・神経学者のL・アレクサンダーという2人の医学者を証人に立て、ナチス側の反論への対応・反駁を求めます。アイヴィーとアレクサンダーは、当初、「ヒポクラテスの誓い」を引用しました。

　しかし、ヒポクラテスの誓いについては医師の職業倫理や医療倫理、すなわち臨床における医師の心得については述べられていますが、医学研究を扱ったものではないということが問題になりました。そのほか、過去の各種の倫理綱領を検討しますが「被験者の保護と同意」についてはどこにも述べられていませんでした。

　そこで、アイヴィーとアレクサンダーは独自に、「倫理的な人体実験と非倫理的な人体実験」という起草文を作成し法廷に提出しました。裁判の判決文は、それをもとに「許可できる医学実験」と題する節で10項目から成る人体実験の倫理基準を明文化しました。これが**「ニュルンベルク綱領（表2）」**です[8]。

表 2　ニュルンベルク綱領

1. 被験者の自発的な同意が絶対に必要である。
     このことは、被験者が、同意を与える法的な能力を持つべきこと、圧力や詐欺、欺瞞、脅迫、陰謀、その他の隠された強制や威圧による干渉を少しも受けることなく、自由な選択権を行使することのできる状況に置かれるべきこと、よく理解し納得した上で意思決定を行えるように、関係する内容について十分な知識と理解力を有するべきことを意味している。後者の要件を満たすためには、実験対象者から肯定的な意思決定を受ける前に、実験の性質、期間、目的、実施の方法と手段、起こっても不思議ではないあらゆる不都合と危険性、実験に参加することによって生ずる可能性のある健康や人格への影響を、実験対象者に知らせる必要がある。
     同意の質を保証する義務と責任は、実験を発案したり、指揮したり、従事したりする各々の個人にある。それは、何事もなく他人任せにはできない個人的な義務であり責任である。
2. 実験は、社会の福利のために実り多い結果を生むとともに、他の方法や手段では行えないものであるべきであり、無計画に、あるいは無駄に行うべきではない。
3. 予想される結果によって実験の遂行が正当化されるように、実験は念入りに計画され、動物実験の結果および研究中の疾患やその他の問題に関する基本的な知識に基づいて行われるべきである。
4. 実験は、あらゆる不必要な身体的、精神的な苦痛や傷害を避けて行われるべきである。
5. 死亡や障害を引き起こすことがあらかじめ予想される場合、実験は行うべきではない。ただし、実験する医師自身も被験者となる実験の場合は、例外としてよいかも知れない。
6. 実験に含まれる危険性の度合いは、その実験により解決される問題の人道上の重大性を決して上回るべきではない。
7. 傷害や障害、あるいは死をもたらす僅かな可能性からも被験者を保護するため、周到な準備がなされ、適切な設備が整えられるべきである。
8. 実験は、科学的有資格者によってのみ行われるべきである。実験を行う者、あるいは実験に従事する者には、実験の全段階を通じて、最高度の技術と注意が求められるべきである。
9. 実験の進行中に、実験の続行が耐えられないと思われる程の身体的あるいは精神的な状態に至った場合、被験者は、実験を中止させる自由を有するべきである。
10. 実験の進行中に、責任ある立場の科学者は、彼に求められた誠実さ、優れた技能、注意深い判断力を行使する中で、実験の継続が、傷害や障害、あるいは死を被験者にもたらしそうだと考えるに足る理由が生じた場合、いつでも実験を中止する心構えでいなければならない。

（福岡臨床研究倫理審査委員会ネットワークホームページより。笹栗俊之訳）

ニュルンベルク綱領の第1条には「被験者の自発的な同意が絶対に必要である」と述べられています。さらに「被験者がよく理解し納得した上で意思決定を行えるように、あらかじめ実験の性質、期間、目的、実施の方法と手段、起こっても不思議ではないあらゆる不都合と危険性、実験に参加することによって生ずる可能性のある健康や人格への影響を、被験者に知らせる必要がある。」とあります。これが現在の臨床研究におけるインフォームド・コンセントの起源となりました。

　結局、ニュルンベルク医師裁判の判決は、7人が絞首刑、5人が終身刑、4人が禁固刑、7人が無罪となりました。こうして、ニュルンベルク綱領は、医学研究における人体実験の必要性を認めつつ、「許容できる人体実験とは何か」を示した世界初の医学実験に関する国際的ガイドラインとなり、1947年に設立された世界医師会の活動をはじめ、多方面に影響を与えました。

　ニュルンベルク綱領の問題点として、戦時下の特殊な状況における治療とは関係ない人体実験を主な対象としており、治療法開発を目的とした本来の臨床試験を想定したものではなかったということが挙げられます。そのため世界医師会では、その後1954年から1960年にかけて人体実験の課題について検討が続けられました。医学の進歩のために人体実験は不可避であるということを認めつつ、ニュルンベルク綱領の基本理念を踏襲しながら、治療的な試験も対象に加え、さらに綱領の問題点を改訂した新たな人体実験に関する綱領の草案が提出されます。これが1964年の第18回世界医師会総会で採択され「ヘルシンキ宣言（人間を対象とする医学研究の倫理的原則））」となりました[9]。

　ヘルシンキ宣言は初版以来9回にわたる改訂を経て、現在では37項目から成る最新版（2013年フォルタレザ改訂版）となっています。ヘルシンキ宣言は元々医学研究を行う医師に対して表明されたものですが、今では医学研究に関わる全ての者が遵守すべきガイドラインとなっています。また、どのような研究が対象となるのかについても、介入行為のある臨床研究だけでなく、非介入の観察研究を含む臨床研究全体にまで拡

大されたものとなっています。薬剤師が主体となる研究はほとんどが観察研究となりますが、その場合でもヘルシンキ宣言に則ることが必要となることはいうまでもありません。

③　アメリカの事例

　ニュルンベルク裁判において、ナチス・ドイツの非人道的人体実験を中心となって裁いたアメリカも、その後、歴史に語り継がれる非倫理的な臨床研究を行っていたことが発覚します[6,7]。

ビーチャーの告発

　1966年、ハーバード大学医学部の H.K. ビーチャーは The New England Journal of Medicine（NEJM）に「倫理と臨床研究」と題する論文を発表します。その内容は、高名な研究者によって学術誌に発表された倫理的に問題のある22の論文を取り上げ、検証したものでした。既存の有効な治療法があるにもかかわらず、それを実施せずに、治療の研究や生理学上の研究、病気の理解を進めるための研究などと称して、リスクの大きな処置を施したり、治療と無関係の侵襲を与えたりするなどして患者を単なる研究対象として利用していた非倫理的な実例が明らかにされました。それらの研究は、ほとんどの場合、患者の同意が取られていないばかりか、患者が被験者になっているという事実さえ知らされていないというものでした[10]。非倫理的な研究はナチスのような腐敗した政権下でのみ行われているわけではなく、1966年当時のアメリカにも横行していたことが指摘され、これによりアメリカで医学研究における研究倫理が本格的に議論される契機となりました。

　ビーチャーの告発のひとつに「ウィローブルック肝炎研究」があります。ニューヨーク大学のソール・クルーグマン博士とその研究チームは、1956年から1972年にニューヨーク州の知的障害児の施設「ウィローブルック州立学校」において、入所児に肝炎ウィルスを人為的に感染させ、ガンマグロブリンの効果を対照群と比較する研究を実施しました。

　施設には重症の知的障害児の割合が多く、衛生環境が非常に悪く肝炎が蔓延しており、その状況を利用してガンマグロブリンの有効性の検討

や、その効果の持続性の確認、A型肝炎とB型肝炎のウィルスの分離などが行われました。入所児の親には実験に関する説明を行い同意は得たものの、正確な情報は与えられておらず、子供をウィローブルック州立学校に預けるしかない親たちは、子供を被験者にすることを了承せざるを得ない状況での同意でした。

一連の実験で、最終的には750人から800人の障害児が人為的に肝炎に感染させられました。その後、この事件の発覚に加え、施設の劣悪な環境が問題とされたためウィローブルック州立学校は5400人の入所者を抱えたまま1975年に閉鎖されます。別の施設に入りなおした入所児たちはB型肝炎の感染者として偏見と差別にさらされました。

タスキギー梅毒研究

米国アラバマ州タスキギーで1932年から1972年の間、黒人住民を対象とした梅毒の経過観察研究が行われました。梅毒の治療をせずに放置した場合の影響を調べる実験で、米国公衆衛生局（Public Health Service：PHS）、すなわち米国政府により企画され、公的資金により実施されたものです。

被験者は梅毒に罹患して一度も治療を受けていない患者399人と、対照群として罹患していない人201人が選定されました。ここで選定された被験者はすべて「教育程度が低く」「経済的に貧しい」「下層階級」の「少数民族」の「黒人」でした。第二次世界大戦が始まった際には、被験者が徴兵されると梅毒が治療されてしまうため、政府はこの研究の被験者は徴兵されないように手配しました。さらに1946年からはペニシリンが臨床応用され梅毒の治療が可能となりましたが、罹患した被験者に与えられることはありませんでした。

被験者は定期的に骨髄穿刺の検査を受けさせられ、これにはかなりの苦痛を伴います。そのため政府は、被験者に受診のための交通手段と温かい食事、梅毒以外の疾病の治療、葬式代などを提供していました。

この研究の成果は1936年から1972年まで、少なくとも17本の報告論文として医学雑誌に掲載されていますが、これについてとくに批判されることはありませんでした。そしてこの研究は、戦後のニュルンベルク裁

判の判決やヘルシンキ宣言の採択が伝えられた後も見直されることなく、1972年 7 月26日にニューヨーク・タイムスの一面でスクープされるまで実に40年間にわたり続けられました。

ベルモントレポート

　ウィローブルック肝炎研究、タスキギー梅毒研究の報道により医学研究に対する世論の批判が高まり、医学研究の倫理は米国連邦議会に持ち込まれ、議論の末1974年に国家研究法（National Research Act）が成立しました。国家研究法では、臨床研究を実施する研究機関には倫理審査委員会の設置が義務付けられました。これによりアメリカの研究計画審査のシステム化が図られます。また、「生物医学・行動学研究における被験者保護のための国家委員会（the National Commission for the Protection of Human subjects of Biomedical and Behavioral Research）」が設置され、1979年に「被験者保護のための倫理原則およびガイドライン」、通称「ベルモントレポート」が発表されます。

　ベルモントレポートは、A：診療と研究は明確に区別されるべき、B：3 つの基本的倫理原則、C：3 原則の適用、の 3 つのパートにより構成されています。医療の中で研究がデザインされている場合、診療の中で研究が同時に行われることが多いため診療と研究は混同されがちですが、ベルモントレポートのパート A では、それらは明確に区別されるべきであり、その際、倫理審査が必要かどうかは迷う必要はなく、医療の行為の中にわずかでも研究の要素が含まれていれば、研究対象者を保護するためにその行為は審査を受け入れるべきである、としています。パート B では、臨床研究を実施する際考慮しなければならない 3 つの基本的倫理原則、「1 ．人格の尊重（Respect for Persons）」、「2 ．善行（Beneficence）」、「3 ．正義（Justice）」を提唱しています（**表 3**）[11]。そして、パート C では、パート B の基本的倫理原則を研究実施に適用する際には「インフォームド・コンセント」「リスク対利益の評価」「研究対象者の選択」について考慮すべきとしています。

　ベルモントレポートは、それまでの他の倫理綱領に比べ、臨床研究の実施に関して倫理的疑問や不安に対応する判断基準を提示するものとし

表3　ベルモントレポートの基本的倫理原則

人格尊重	
	参加者の自主性を尊重する
	自律性の低下した人格の保護
	インフォームド・コンセント
善行	
	人に害を与えない
	利益を最大に、リスクを最少に
	利益相反の管理
正義	
	利益や負担を公平に分配する
	公正な手順で被験者を選ぶ

て現実的のものであり、高い評価を受けています。この研究倫理の3原則に無危害原則を加えた4原則は、ほどなく「医療倫理の4原則：自律尊重（Autonomy）、無危害（Non-maleficence）、善行（Beneficence）、正義（Justice）」として提示され、医療現場における倫理的意思決定の原則として広く知られています。

④　日本の事例

　臨床研究の倫理をめぐり、ドイツとアメリカの負の事例を述べてきましたが、日本でも人体実験を行っていたという暗い過去があります。日本において問題となった臨床研究（人体実験）と、それが現代にも通じると考えられる問題点について紹介します。

731部隊 [6], [7], [12], [13]

　第二次世界大戦中、日本にも人体実験を行う秘密部隊が存在しました。「関東軍第731部隊」、正式名称を「関東軍防疫給水部本部」といいます。731（ななさんいち）というのは秘匿名称である「満州第七三一部隊」の略称で、隊長である石井四郎軍医中将の名前から石井部隊と呼ばれることもあります。

　731部隊は日本が満州に進出していた時代の1936年8月、中国東北部

のハルビン近郊の平房（ピンファン）という街で正式に発足しました。表向きは感染症の予防や衛生的な水の供給を担当する部隊でしたが、実際は国際法で禁じられていた生物化学兵器の開発を目的として戦争捕虜を使い人体実験を行う極秘部隊でした。約6km四方の敷地に、人体実験を秘密裏に行うための専用施設を建築し、主要な施設が集まった地区は高圧電流が流れる有刺鉄線で囲まれ、外部から完全に遮断されていました。機密は徹底されており、無断で上空を飛ぶ飛行機は友軍であっても撃墜してもよい、とされていました。そこでは医学者や軍人3000人余が働き、鉄道、冷暖房つきの官舎、大講堂、プール、庭園、浴場、運動場、神社などを完備し、壮大な一大都市の様相を呈していました。

　当時、軍備増強を図った政府は「科学者の戦争動員令」を発令し、それまで軍役を免れていた科学者を召集令状一枚で内地から引き抜き、優秀な医学者、細菌学者を部隊に送り込みました。そこで石井四郎隊長は送り込まれてきた科学者たちに「科学者としての自然科学の真理の探求と、軍人としての対敵強力兵器の開発という二重の喜びをもって研究を進めてもらいたい」と訓示したといいます。

　ここでの被験者は中国各地で憲兵隊に微罪で逮捕された人や捕虜で「特移扱（特別移送扱い）」として専用の列車で731部隊に送り込まれました。そこに送り込まれた被験者はマルタ（丸太）と呼ばれ、一人ひとりに3桁の番号がつけられ、様々な実験に利用され殺害されました。その実験の種類はほぼ以下のように分類されます[13] —— ①手術の練習、②未知の病気の病原体発見のための感染実験、③病原体の感染力増強のための感染実験、④新しい治療法開発のための実験、⑤ワクチンや医薬品の開発のための実験。

　731部隊の実験はナチス・ドイツと異なり、医学界の組織的関与があり極めて科学的でした（**表4**）。これらの実験により、終戦までに731部隊で殺された人の数は3000人と言われています。

　日本の敗戦が色濃くなり長崎に原爆が投下された1945年8月9日、ソ連が宣戦布告し中国東北部に攻め込んできました。731部隊の情報が漏洩することを恐れた軍部は部隊の細菌兵器や人体実験を隠蔽するため、研究成果や資材など一切の証拠を完全に隠滅するよう命令をくだしま

表4　ナチスと日本軍の人体実験の相違

	ナチス・ドイツ	731部隊
共通点	・被験者に治療的高価などのメリットがあり得ない非治療的実験だった ・「どうせ殺される者」を用いた実験だった ・軍事上の目的のための実験だった	
相違点	・そもそも「抹殺」が目的 ・個人単位で関与 ・被験者の生き残り多数 ・被験者は場当たり的に確保 ・多くの証拠あり ・裁判で追求→有罪に	・人体実験が目的 ・医学会の組織的関与 ・被験者の生き残りゼロ ・被験者を組織ぐるみで調達 ・証拠は全て？　隠滅、箝口令も ・戦犯免責（人体実験データと引替え）

大阪市立大学　土屋貴志教授「土屋貴志（つちやたかし）のホームページ」>「講義ノート・講義資料」>1999年度大阪市立大学インターネット講座「人体実験の倫理学」を引用して作成

す。この命令により、部隊の建物はことごとく破壊され、収容されていた400人を越すマルタは口封じのため一人残らず殺害されました。そして、隊員には部隊のことは一切口外しないよう箝口令が敷かれ、次々に帰国の途につきました。

　終戦直後の段階では、アメリカ軍は731部隊の人体実験の事実を突きとめられないでいました。しかしソ連軍は逃げ遅れた隊員を捕虜として捉え、関連の文書も押収して人体実験の事実を掴んでいました。アメリカ軍が日本で石井四郎と接触していることを知ったソ連軍は731部隊の研究データを米ソで共有することをアメリカ軍に提案します。しかしアメリカ軍としては、自国では人道的に再現不可能なそのデータに高い価値があると判断し、さらにそれがソ連に渡ることを恐れ、ソ連の提案を断ります。そして石井らに研究成果を全てアメリカに提供すれば隊員を戦犯には問わない、という交渉をもちかけます。実は石井隊長は平房の部隊を離れる際、軍の命令に反し研究データを密かに持ち帰っていました。石井隊長もアメリカ軍の提案をのみ、自分と隊員たちの戦犯を免責することを条件に研究データを提供しました。それにより731部隊の隊員は戦後裁判で裁かれることなく、次々と戦後の医学界の要職に戻って

いきました。

　過去の失敗を繰り返してはならない、という思いはいつの時代でも同じです。人を使った医学系研究のうち、大規模な被害や犠牲者が出た第二次世界大戦前後からの反省は形となり現代まで活きています。ナチス・ドイツの人体実験からはニュルンベルク綱領によりインフォームド・コンセントの概念が世界で初めて発信され、さらにヘルシンキ宣言として世界の医学研究における普遍的なガイドラインとなりました。また、アメリカではタスキギー梅毒研究やウィローブルック肝炎研究などの反省からベルモントレポートが作成され、臨床研究の倫理原則が唱えられ、そしてその倫理原則は「医療倫理の4原則」として一般診療の倫理へと拡大されました。

　一方、日本の歴史においては、ナチスの人体実験を裁いたアメリカでさえ日本の731部隊と密約関係をもち、部隊で実施された人体実験について、追求も総括もされること無く隠蔽されてしまいました。本来なら、国民がともに考え、決着を着けるべきであった非人道的な医学研究の責任がうやむやとなってしまったといえます。そしていざ研究倫理に関する取り組みが必須となったとき、ドイツやアメリカのような歴史的に重要なプロセスを辿ることができなかった日本の医療現場では、その概念とルールのみを欧米から導入することになります。日本の臨床研究の現場において、インフォームド・コンセントや倫理審査委員会による審査が「人体実験の許容条件」として定められているということの理解が欧米に比べて乏しいのは、このような理由によるものかもしれません。

ディオバン事件（2013年）

　2013年2月、医系大学において実施された、高血圧治療薬ディオバン（一般名バルサルタン）の医師主導臨床研究の論文が、内容に多くの疑義があるという理由で撤回処分を受けました。一連の臨床研究には製薬企業ノバルティスファーマの社員が関与し、データ改ざんを行っていたことが明らかになり、2014年6月、当時この研究に関わってノバルティスファーマ社の元社員が薬事法違反の疑いで逮捕されるという事態に発展しました。研究不正で逮捕者が出るというのは、あらゆる学問領域に

おいて初めてのケースであり、国内だけでなく海外のメディアをも巻き込んだ大騒動に発展しました[14]。

　厚生労働省は不正にかかわった元社員とノバルティスファーマ社を誇大広告による薬事法違反の疑いで検察庁に告訴し、裁判となりました。しかし一審、二審とも判決は無罪、2021年6月には最高裁においても上告が棄却され無罪が確定しました。当時は研究不正を裁く法律がなく、薬事法（現医薬品医療機器等法）の広告規制は対象外となるため新たな立法措置で対応する必要がある、とされていました[15)16]。

　この事件は、不正にねつ造された研究論文が学術雑誌に掲載され、それをもとに製薬企業が大々的な宣伝活動を行ったため、医師が適正な薬剤選択を行えなかった可能性があります。そして、日本の臨床研究に対する世界的信用を完全に失墜させてしまったことの重大性は極めて大きいといえるでしょう。

　厚生労働省では専門の委員会を設置し、必要な対応と再発防止を検討しました。その結果、臨床研究の法整備が進み、2018年4月に臨床研究法が施行されました。研究不正という倫理違反をきっかけに、国民が自らの手で法整備まで進められたということは、日本の研究倫理にとって大きな一歩を踏み出したということなのかもしれません。

2　欧米の研究倫理審査の歴史

　臨床研究を倫理審査委員会で審査する、というプロセスは、今日では当然のこととされていますが、歴史的にみれば、医学の発展のためにどうしても人を対象とした研究（＝人体実験）が必要となる中で、非倫理的な研究により多くの犠牲を払ったのちに見出された方法といえます。

　これまで述べたヘルシンキ宣言やベルモントレポートにおいても研究倫理審査の必要性が明記されていますが、臨床研究を審査するというコンセプトを初めて取り入れたのは1950年代の米国国立衛生研究所（National Institute of Health：NIH）でした。当初、NIHで行われる研究について内部で審査を行っていましたが、1964年には国内の公的資金で行われる全研究について審査を行う方針に変更となりました。さらに、

1966年、ヘンリー・ビーチャーによる非倫理的臨床研究の告発をきっかけとして、研究倫理に関する国民世論が高まり、専門家による審査だけではなく、一般の人（第三者）によるチェックが求められるようになります。そして1974年にタスキギー梅毒研究が発覚し、それにより成立した国家研究法によりすべての研究に倫理審査が義務付けられアメリカの研究倫理審査のシステムは法的に確立しました。その翌年、1975年の第29回世界医師会総会（東京）でのヘルシンキ宣言の改訂で倫理審査が初めて明記され、それにより世界に広まることとなります。

　米国では当初、倫理審査委員会は研究施設単位で設けられていたため「施設内審査委員会（Institutional Review Board：IRB）」と呼ばれています。1960年代のアメリカの臨床研究は、少数の被験者を対象に一施設内で実施するものが多かったため、施設ごとに審査を行う形態が定着しました。一方、英国やヨーロッパの各国では、施設単位ではなく地域ごとに共用できる形態で委員会が設置されており、「研究倫理委員会（Research Ethics Committee：REC）」と呼ばれてきました。それぞれの形態の長所・短所を**表 5** に示します[17]。

表 5　倫理審査委員会の設置形態によるメリット・デメリット

	施設設置（施設内委員会）	地域設置（独立委員会）
メリット	・審査手続が簡便 ・施設や研究者の状況を把握しやすい	・多施設共同研究の際の手続が簡便（1 回の審査で完了する） ・施設からの独立性が担保できる
デメリット	・独立性が担保できない ・多施設共同研究の際、審査の質にばらつきが生じる ・多施設共同研究の際、審査に時間がかかる	・委員会ショッピングの発生（施設にとって都合の良い委員会を選ぶ） ・施設や研究者の状況を把握しにくい

　日本においては1998年の省令 GCP の施行当時、企業治験を対象とした「治験審査委員会（IRB）」の設置が先行し、省令 GCP では原則、施設ごとの設置が求められていたためほぼアメリカの形態を踏襲する形と

なりました。また、治験以外の臨床研究の審査は「倫理審査委員会（REC）」で審査することとして別委員会で扱っている施設が大半です。

3 日本の現状と問題点 〜日本における倫理審査委員会〜

前述のとおり、日本では1998年の省令 GCP の施行にあわせて研究倫理審査の仕組みを欧米から導入し、そこで設置された治験審査委員会は企業治験の審査を主に行ってきました。一方、治験以外の臨床研究については、2003年7月に施行された「臨床研究に関する倫理指針（厚生労働省）」によって原則として研究機関ごとに設置することが義務付けられました。しかし、指針の改正後は「倫理審査委員会の設置者」の規制要件は緩くなり今日の倫理指針においては、必ずしも施設ごとに設置することは求められなくなりました。設置者に求められる要件は①審査に関する事務を的確に行う能力があること、②倫理審査委員会を継続的に運営する能力があること、③倫理審査委員会を中立的かつ公正に運営する能力があること、の3つすべてを満たすことです。要件はシンプルになりましたが、反面、質の高い審査を求められるようになったといえます。

ここからは日本の倫理審査委員会について述べます。

現在、一般的な臨床研究の倫理審査委員会は、文科省・厚労省・経産省の告示「人を対象とする生命科学・医学系研究に関する倫理指針（生命・医学系指針）」に従って設置されています。倫理審査委員会は、国が指定する「倫理審査委員会報告システム」に委員会の情報を公表する義務が課せられています。このシステムは2011年3月から運用が開始され、当初は1000件程度でしたが、2021年8月には2070件、2023年6月には2478件とその数は増え続けています。日本の倫理審査委員会の数の多さについては、従来からその乱立により、審査の質にばらつきが生じる懸念が指摘されていました。委員会の数が多いと同一の研究計画を審査しても委員会ごとに指摘事項がまちまちであったり、多機関共同研究の

実施が遅れたりする、といった問題が生じる可能性が高くなります。そこで、2021年 6 月30日から施行された生命・医学系指針では、原則として「多機関共同研究に係る研究計画書について、一の倫理審査委員会による一括した審査を求めなければならない。」とされました。今後、高度化・複雑化する臨床研究を中央一括で適切に審査できる質の高い倫理審査委員会の必要性が高まっています。

　公益社団法人日本薬剤師会（日薬）が設置している「臨床・疫学研究倫理審査委員会」も、日薬内部の研究を中央で審査する中央倫理審査委員会の一つです。ただし、全国の都道府県薬剤師会の研究全てを中央で審査することは、その審査研修に対する開催頻度や委員や事務局のリソースに限界があるため、都道府県薬剤師会に倫理審査委員会を設置することになっています。都道府県ごとに設置される倫理審査委員会についても、所属会員の研究の審査を中央で行うため、中央倫理審査委員会の形態をとっているといえます。

　前述したとおり、国内では倫理審査委員会の数が多すぎることが問題となっており、このことが審査の質のばらつきや形骸化を起こしていることが指摘されています。そして質の高い倫理審査を行うにはその数を集約させることが望ましいとされています[18]。また、急ごしらえの倫理審査委員会では委員の教育もままならず、社会の要請に見合うだけの審査を行うことが困難な場合も考えられます。今後はできる限り倫理審査委員会の数を増やさず、研究内容に応じた審査の役割分担や、IT の活用なども含めた運営の効率化を進めることが必要になります。

4　倫理審査が必要なわけ

　薬剤師、看護師、臨床検査技師等の医療従事者のみなさんが主体となって企画・実施する研究は観察研究となることが多いでしょう。患者の情報だけを扱う調査研究であったとしても、その情報が科学的に適切に扱われているか、個人情報は守られているか、ということも含めて第

三者の目でチェックを受ける必要があります。研究者は、自身の研究は当然意味があると考え、利益は大きくリスクは小さく見がちです。研究対象者も研究に参加すれば自分にメリットがあると思い込むかもしれません。研究者に悪意がなくても研究対象者の権利が侵害される恐れがあります。

　そこで、独立した第三者が研究内容や研究対象者保護の手続きについて事前に吟味し、妥当性を判断する必要があるわけです。この「独立した第三者」というのはいわゆる社会の縮図のようなもので、そのためにさまざまな立場の委員が参画することが規定されています。研究の倫理審査は、一部の偏った集まりだけでなく、一般社会から見てどう判断されるか、という観点から審査が行われるのです。研究対象者への侵襲・介入のない観察研究を行う場合でも、それを理由に倫理審査が免除されることはありません。ただし、全て同じレベルで審査を行う必要はなく、研究の内容によっては迅速審査が可能です。情報のみを扱う観察研究であっても、その研究対象者の人権を保護するために第三者のチェックとしての倫理審査を受けることが必須となります。

　臨床研究を他人が審査するという手続は、今日では当然のこととされています。しかし、歴史的にみれば多くの人々の犠牲を伴った長い困難のあとに人間社会がようやく獲得したかけがえのない方法であることを忘れてはなりません[9]。

参考文献

[1]　日本医師会「ヒポクラテスと医の倫理」
　　http://www.med.or.jp/doctor/member/kiso/k3.html
[2]　エドワード・ジェンナー
　　http://www.med.akita-u.ac.jp/~doubutu/matsuda/kougi/JALASinOkayama/kougi/Jenner.html
[3]　華岡青洲
　　https://ja.wikipedia.org/wiki/%E8%8F%AF%E5%B2%A1%E9%9D%92%E6%B4%B2
[4]　ルイ・パスツール
　　加藤茂孝, ［人類と感染症との闘い—「得体のしれないものへの怯え」から「知れて安心」へ—（続）］第4回「狂犬病—パスツールがワクチン開発」, モダンメディア61巻3号2015

http://www.eiken.co.jp/modern_media/backnumber/pdf/MM1503_03.pdf

5) 公益社団法人日本薬学会ホームページ　ペニシリン：
http://www.pharm.or.jp/souyaku/peni.shtml

6) 悪夢の医療史　W・ラフルーア，G・ベーメ，島薗進著

7) 大阪市立大学　土屋貴志氏ホームページ「第 3 回　ナチス・ドイツの人体実験とニュルンベルク・コード」：
http://www.lit.osaka-cu.ac.jp/user/tsuchiya/class/vuniv99/exp-lec3.html

8) 九州大学ホームページ　福岡臨床研究倫理審査委員会ネットワーク　RecNet Fukuoka
ニュルンベルク綱領：
http://www.med.kyushu-u.ac.jp/recnet_fukuoka/houki-rinri/nuremberg.html

9) 小林真一，笹栗俊之ほか，臨床薬理学　第 4 版，60，2017

10) 山﨑康仕，研究倫理の曙光　―H.K. ビーチャー「倫理と臨床研究」―、国際文化学研究：
神戸大学大学院国際文化学研究科紀要，41，86-105，2013

11) 九州大学ホームページ　福岡臨床研究倫理審査委員会ネットワーク　RecNet Fukuoka
ベルモントレポート　翻訳：笹栗俊之：
http://www.med.kyushu-u.ac.jp/recnet_fukuoka/houki-rinri/report.html

12) 森村誠一，新版・悪魔の飽食，p.21-23

13) 常石敬一，七三一部隊　生物兵器犯罪の真実，講談社現代新書

14) 桑島巌，赤い罠　ディオバン臨床研究不正事件，p.1-2，2016

15) 2018年11月20日　朝日新聞朝刊

16) 2021年 6 月30日　日経新聞朝刊

17) 小林真一，笹栗俊之ほか，臨床薬理学　第 4 版，p.64-65，2017

18) 吉田雅幸ほか，倫理審査受委託システム導入における課題とその克服，平成27年度日本医療研究開発機構医薬品等規制調和・評価研究事業「治験活性化に資する GCP の運用等に関する研究」分担研究報告書

第3章

倫理審査委員会と
事務局体制

1　倫理審査委員会の主旨・組織・運営・責務

⑴　倫理審査委員会の主旨

　わが国における臨床研究の実施に関連する種々の管理や倫理的規制等を定めた指針は、2003（平成15）年に「臨床研究に関する倫理指針」として制定され、2008（平成20）年に全部改正が行われました。その後、並行して制定されていた「疫学研究に関する倫理指針」との統合により2014（平成26）年に「人を対象とする医学系研究に関する倫理指針」として制定されました。その後、2017（平成29）年には「個人情報の保護に関する法律」の改正に伴い、この改正法における個人情報の取扱と臨床研究における医療情報等の取り扱いの整合性を整備するため一部改正が行われました。さらに2022年（令和3年）において「ヒトゲノム・遺伝子解析研究に関する倫理指針」（いわゆる"ゲノム指針"）と「人を対象とする医学系研究に関する倫理指針」が統合され、新たに「人を対象とする生命科学・医学系研究に関する倫理指針（令和3年3月23日文部科学省・厚生労働省・経済産業省告示第1号）」（以後「生命・医学系指針」と略す）が制定されることになりました。

　本章では新たに制定された「生命・医学系指針」で記載されている文章を引用し、倫理審査委員会について少々硬めの説明をしていきます。倫理審査の具体的な事例や審査のポイントについては、第5章ご覧ください。

　研究を実施する際に、あらかじめその研究内容を倫理性・科学性の観

点から審議し、実施の妥当性について研究実施機関の長に意見を述べる"施設とは独立した"倫理審査委員会の設置に関する記載は初版の倫理指針からありました。この重要な考えは、新たに制定された生命・医学系指針においてもそのまま引き継がれ、生命・医学系指針の「第1章 総則 第1 目的及び基本方針」に示された研究を進めるうえでの8つの基本方針の4番目に「独立した公正な立場にある倫理審査委員会の審査を受けること。」と書かれています（**表1：8つの基本方針**）。

表1 生命・医学系指針が掲げる8つの目的及び基本方針

① 社会的及び学術的な意義を有する研究を実施すること。
② 研究分野の特性に応じた科学的合理性を確保すること。
③ 研究により得られる利益及び研究対象者への負担その他の不利益を比較考量すること。
④ 独立した公正な立場にある倫理審査委員会の審査を受けること。
⑤ 研究対象者への事前の十分な説明を行うとともに、自由な意思に基づく同意を得ること。
⑥ 社会的に弱い立場にある者への特別な配慮をすること。
⑦ 研究に利用する個人情報等を適切に管理すること。
⑧ 研究の質及び透明性を確保すること。

世界保健機関（WHO）も研究倫理に関する8原則を提唱しており（**表2：WHOが提唱する研究倫理8原則**）、その6番目に「Independent review」が挙げられていることからも、臨床研究の実施においては、研究計画の科学性・倫理性を、独立した第三者的な立場から審査され承認されることの重要性が理解できます。

生命・医学系指針では「研究機関の長は、研究責任者から研究の実施の許可を求められたときは、倫理審査委員会の意見を尊重しつつ、当該研究の実施の許可又は不許可その他研究に関し必要な措置について決定しなければならない。」として、臨床研究の実施に関する直接的な許可又は不許可の決定を研究機関の長（病院長など）が行う場合において、倫理審査委員会へ諮問することが求められています。また、「倫理審査委員会が研究の実施について不適当である旨の意見を述べたときには、当該研究の実施を許可してはならない」とされています。

表 2　WHO が提唱する研究倫理 8 原則

1)　Collaborative partnership（協力関係）
2)　Social value（社会的価値）
3)　Scientific validity（科学的妥当性）
4)　Fair subject selection（公正な被験者選択）
5)　Favorable risk-benefit ratio（適切なリスク・ベネフィット）
6)　Independent review（独立した審査）
7)　Informed consent（インフォームド・コンセント）
8)　Respect for human subjects（人格尊重）

(2)　倫理審査委員会の設置と組織構成

委員会の設置と構成

　前項で述べたとおり、生命・医学系指針では、臨床研究の実施可否は
直接的には研究機関の長によって決定されます。そして研究機関の長は、
その判断のための意見を倫理審査委員会に聴くことが生命・医学系指針
では求められています。多くの場合、研究機関の長が倫理審査委員会の
設置者となり、その研究機関内に事務局を置き委員会を運営しています。
設置者（研究機関の長）は、倫理審査委員会の運営のため、その組織構
成や運営規程を委員会開設に先立って決めておくことが求められていま
す。倫理審査委員会のメンバー構成の要件は生命・医学系指針により明
確に決められており、また、委員会設置者は委員会の運営規程とともに
委員会名簿を公表しなければならないと決められています（**表 3 ：倫理
審査委員会の構成要件、図 1 ：倫理審査委員会の構成例**）。

表 3　倫理審査委員会の構成要件

1 . 医学・医療の専門家等、自然科学の有識者が含まれていること
2 . 倫理学・法律学の専門家等、人文・社会科学の有識者が含まれていること
3 . 研究対象者の観点も含めて一般の立場から意見を述べることのできる者が
　　含まれていること
4 . 倫理審査委員会の設置者の所属機関に所属しない者が複数含まれているこ
　　と
5 . 男女両性で構成されていること
6 . 5 名以上であること

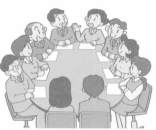

委員A（副委員長）：男性
消化器内科 診療科長
（臨床内科系教員）

委員長：男性
生理学講座 教授
（基礎系教員）

委員K：女性
外部の一般市民
（外部委員）

委員B：男性
感染症内科 診療科長
（臨床内科系教員）

委員J：男性
外部の大学 教授
（外部委員）

委員C：女性
耳鼻咽喉科 診療科長
（臨床外科系教員）

委員I：男性
病院医事課 課長
（非専門家委員）

委員D：男性
教育推進室 特任教授
（基礎系教員）

委員H：男性
病院顧問弁護士
（非専門家委員）

委員E：男性
皮膚科 診療科長
（臨床外科系教員）

委員F：男性
病院薬局 薬剤師
（薬学系教員）

委員G：女性
病院看護部 看護次長
（看護系教員）

図1　倫理審査委員会の構成例（大学病院の場合）

女性委員

　委員会設置者は、倫理審査委員会の委員を選ぶ際、**表3**にあるような要件をすべて満たす委員構成となるように委員の選定をしなくてはいけません。実際に開く個々の委員会についても同様の要件が個別の委員会の成立要件として生命・医学系指針に明記されています。そのため、女性委員が誰も出席していない場合には委員会は成立しません。かつては男性ばかりで委員会が構成された時代もありました。しかし、臨床試験は男性ばかりを対象に行われるものではありませんし、計画された臨床試験の科学性・倫理性については、様々な考えを持つ多様な人たちによって審議される必要があります。そういった考えから倫理審査委員会の構成要件には男女両性が求められています。

外部委員

　倫理審査委員会の構成メンバーには、委員会が設置されている研究機関に所属していない委員（外部委員といいます）も求められています。この外部委員の出席は、女性委員の出席と同様に、個々の委員会が成立するための必須要件になっています。研究機関の独断で研究の実施が許

可されてしまうと、研究機関の独りよがりの考えにより、倫理的な配慮がなされないまま研究が実施されてしまう危険性を完全には否定できません。生命・医学系指針でも「独立かつ公正な立場にある倫理審査委員会の審査を受けること」が指針の基本方針に挙げられています。

　臨床研究を計画する医療者は、医学の発展を第一に考え研究実施を行っているとは思いますが、時にはその臨床研究の実施により研究費（治験の場合であれば治験依頼者からの治験受託費）などの授受を得る場合もあります。医療者の医学的な探求心に基づく臨床研究の実施は、営利を目的としたものではないにもかかわらず、時にその研究が営利につながることがあります。例えば、研究者が、その研究の結果、研究で使用した薬物やその薬物を販売している会社そのものの価値が高まるなど、別の形で研究の結果によって利益を得ることが想定される団体から研究費を得ていたり、謝金を受領していたりする場合がそうしたケースに該当します。そのような状態を「利益の衝突、利益相反（Conflict Of Interest：COI）」と言います。COIそのものは決して悪いものではないのですが、それらが正しく申告・開示され、適切に管理されていることが重要です。

　過度の経済的な支援が特定の研究者に投入されていないかなどの審査を、その研究者の所属する研究機関内部の人間だけで構成される委員会で行うというのでは、その審査結果は説得力に欠けると言われても仕方がありません。公平な判断が期待できる外部委員に実施体制も含めた研究実施の可否について意見を聴くためにも、外部委員の出席は委員会成立のために必須となっているわけです。

一般委員・非専門委員

　臨床試験の対象となる患者さんは、医療に詳しい方ばかりではありません。そのため倫理審査委員会の構成メンバーには研究対象者の立場に近いと考えられる医療関係者ではない委員、すなわち一般的な立場から意見を言えるような委員（一般委員）が入っていなければいけません。そのような立場の方が、計画された臨床試験の実施の可否について意見を述べることはとても重要なことです。個々の委員会においても、この

ような一般委員が出席していることが成立要件となっています。

　科学的でない研究は実施すること自体が非倫理的ですが、医学の発展や医療への貢献という研究の科学性を重視しすぎるため、研究対象者となる患者さんへの倫理的な配慮が薄くなることは許されないことです。様々な視点・考えに基づき、研究の科学性・倫理性の審査を行うためには、委員構成にも多様性があることが重要です。

　そのため、一般委員に加え、医学領域など自然科学の有識者とは別に人文・社会科学の有識者を「非専門領域」の委員（非専門委員）として倫理審査委員会に加えることが求められています。多くの倫理審査委員会では、この非専門委員に法律家を任命する場合が多いようですが、非専門委員は弁護士等の法律家でなくてはいけないということはありません。「法律家がうちの委員会にはいない」という声を聞くことがありますが、人文・社会科学を専門とする委員がいれば委員会の構成・成立要件を満たすことを正しく認識してください。

(3)　倫理審査委員会の運営

　倫理審査委員会の運営については、委員会の設置者が委員会の開設に先立って定める規定に明記されます。多くの場合、倫理審査委員会の規定は、標準業務手順書として作成され、委員会が設置された研究機関のホームページ等で公開されます。それぞれの機関でこの手順書に記載される内容に差はありますが、概ね**表 4** に挙げた内容が書かれています。

表 4　倫理審査委員会の標準業務手順書の主な記載内容

```
１．目的・適応範囲
２．組織・構成
　　１．委員会・事務局の設置
　　２．委員構成・選出・指名・任期
３．委員会の責務・業務
４．開催・運営
　　１．開催・成立
　　２．議決・審査形態
５．事務局業務
６．記録の保存
```

多様性のある議論を担保するために

　委員会の構成の生命・医学系指針上の要件については前述しましたが、個々の研究機関で定める委員会規定では、より詳しく構成メンバーについて記載します。生命・医学系指針の要件では、委員は「5名以上であること」が求められていますが、大学や病院など比較的規模の大きな研究機関に設置される倫理審査委員会では、先ほどから説明してきた「多様性のある議論」が担保される構成員となっていることが推奨されます。

　たとえば、医学系の大学の倫理委員会であるならば、臨床系講座からの委員に限定せずに、基礎系講座からも委員が選出されるべきです。また、臨床系の委員も外科系と内科系の双方から選出されることで、多様な研究領域がカバーできると考えます。これは一般病院が設置する倫理委員会にも当てはまる考えであり、さらには医師のみならず、コメディカル（薬剤師、検査技師、放射線技師等）から選出された委員により委員会を構成することも重要です。

　委員会の規定には、このようにどの領域（職域）から委員選出を行うかなどが適切に明記されていることが必要です。加えて、委員会成立に必要な委員の出席率についても適切に規定しておくことも重要です。多くの委員が選出されているにもかかわらず、生命・医学系指針の記載にある「5名以上」の出席だけをもって委員会の成立要件とするのでは、審議が偏ってしまう危険があります。仮に総勢15名もの委員会メンバーがいるにもかかわらず、人文・社会科学（法律家：病院顧問弁護士）の非専門委員1名、外部委員（一般）1名、非専門委員（院内事務）1名、女性委員（院内看護師長）1名、院内医師1名の5名（ギリギリ）出席しているので成立！……というのでは、構成メンバーを多く保有する意味がありませんし、はたしてまともな審査が行われるのか疑問に思われます。そのような委員数を多く有する委員会の場合には、会の成立要件に「議決権を有する委員の過半数の出席」などの規定を加えることが必要と考えます。

結果の公表等

　倫理審査委員会は、設置者である医療機関の長から諮問された様々な内容について科学的・倫理的な観点から意見を述べます。多くは新たに計画された臨床研究の実施に関する審査（新規試験の審査）になりますが、それ以外にも様々な審議事項について意見を述べることが求められています。倫理審査委員会の審査には定例の委員会で行ういわゆる本審査の他に、**表5**に挙げたような案件を簡易的な形態で行う「迅速審査」というものが生命・医学系指針で容認されています。ただし、迅速審査であっても、審査の結果は倫理審査委員会の意見として取り扱うものとする旨が指針にも明記されておりますので、審査結果は全ての委員に報告されなければなりません。通常は直近に開催される定例の委員会で報告がなされます。

表5　迅速審査となるもの

1．他の研究機関と共同して実施される研究であって、既に当該研究の全体について共同研究機関において倫理審査委員会の審査を受け、その実施について適当である旨の意見を得ている場合の審査
2．研究計画書の軽微な変更に関する審査
3．侵襲を伴わない研究であって介入を行わないものに関する審査
4．軽微な侵襲を伴う研究であって介入を行わないものに関する審査

　このような迅速審査の対象（迅速審査として取り扱うことが可能な事項）や実施方法、審査の決定方法については、本審査の審議の決定の方法と同様に標準業務手順書に明記されていなければいけません。倫理審査委員会の審査結果の類型としては、審議の結果は、「承認」「不承認」のほかに「継続審議」「停止（研究の継続には更なる説明が必要）」「中止（研究の継続は適当でない）」等が考えられます。旧指針による倫理審査の運用においては「修正の上で承認」といった審査結果が認められていましたが、新指針のガイダンスでは「修正の上で承認」等の審査結果が"不明瞭なものは望ましくない"と明記されています。倫理委員会の議決においては十分な審議による明確な決定事項を示すことが重要です。

　倫理審査委員会の設置者に求められている重要な業務の一つに審議情報等の公開があります。委員会の開催状況と、「いつ、どんな審査を行ったのか」や「審査の結果、どんな決定がなされたのか」など審査の概要について公表することが求められています。

　多くの場合、研究機関等のホームページにある「臨床試験審査委員会」のページでこのような委員会の組織・運営規定や委員名簿、委員会開催状況、審査の概要が公開されています。研究機関によっては臨床研究のみならず、企業から実施の依頼を受けた治験計画の審査を行う場合もあります。この場合、審査概要を公表すると、審査対象となった治験依頼企業の開発状況が外部に明らかになってしまうおそれがあるため、依頼者（企業）の権利利益の保護を理由に公開内容の一部を非公開（"●●の"などの伏せ文字での記載）とする場合があります。公開内容の一部を非公開とする場合には、倫理審査委員会の了解が必要になります。

(4)　倫理審査委員会の責務

研究実施前と実施中の責務

　倫理審査委員会の第一の役割・責務は、臨床研究を実施する研究責任者から研究の実施の適否等について意見を求められたときに、倫理的観点及び科学的観点から、当該研究に係る研究機関及び研究者等の利益相反に関する情報も含めて中立的かつ公正に審査を行い意見を述べる（答申）ことにあります。答申における審査判定は、委員会の開設時に定めた規定に従って行います。審査の依頼者（臨床研究の申請者）は、事務局から送られてくる審査結果報告書に書かれた審議内容や修正指示に従い適宜申請資料の修正等を行うことになります。委員会の審議の内容・方向性によっては、研究計画の大幅な修正や上級研究者によるより詳細な研究内容の説明を求めるため、審議未了として審議の結論が出せず「継続審議」として審査が継続される場合もあります。さらに状況が深刻な場合には、研究者による審査の取り下げや計画再考の後に改めて申請がされる場合もあります。

　審議の結果、研究計画の修正指示とは別に研究実施者に対する「付帯事項」として倫理審査委員会からの指示が審査報告書に特記される場合

もあります。付帯事項というのは、研究実施において十分に留意するよう求める事項ではあるものの、研究計画書や説明文書の修正・追記などで対応する性格のものではなく、ケースバイケースで個別の研究対象者に注意を促すものなどが含まれます。

　既に承認した臨床研究計画であっても、計画に変更などが生じた場合に、その研究計画の変更の適否を判定することも倫理審査委員会の責務として挙げられます。また生命・医学系指針では、倫理審査委員会は、実施の承認をした研究に対して継続的にその適切性の調査を必要に応じて行い、研究実施許可をしている研究機関の長に対して「研究計画書の変更、研究の中止その他当該研究に関し必要な意見を述べることができる」と書かれています。これは臨床研究の実施の適否に関する責任は研究開始時点にとどまらず、実施中も継続して生じていることを意味するものです。研究が長期間に及ぶ場合、少なくとも1年ごとに研究の実施状況の報告を受け、継続的に調査を行います。1年の間に全く研究が進行していない（1年間に症例の組みいれが著しく少ないなど）ような場合には、研究計画に無理がある、または研究実施者の研究に対する姿勢に問題があるなどの状況が想定されます。そのような研究に対しては、委員会に研究責任者を呼び、研究継続の可否や妥当性について確認を行い、状況によっては研究の中止を勧告することも必要です。

研究終了後の責務

　研究終了後にも委員会には「研究の実施の適正性及び研究結果の信頼性を確保するために必要な調査を行う」という重要な責務があります。これは実施する臨床研究が特に「侵襲を伴う介入研究」である場合に、「（研究責任者は）モニタリング及び必要に応じて監査を実施しなければならない」と生命・医学系指針で求められていることからきています。モニタリングや監査そのものは倫理審査委員会が実施するというよりは、研究責任者が適切に実施してその報告書を委員会に提出することで指針上の「必要な調査」の実施を担保しているというのが、多くの研究機関で行われているスタイルだと思います。ここで「侵襲」と生命・医学系指針上で定義されるものは、投薬や手術等に代表される医療介入で

あって、薬学の研究で用いられる「服薬指導」などの手法は「侵襲」には該当しません（ただし"介入"にはなります）。そのため薬学研究では、モニタリングや監査の実施が求められる「侵襲を伴う介入研究」というのは限定的だと思われます。しかしながら、倫理審査委員会には、実施された研究の倫理性・科学性を確保するための責務が、"研究終了時においても！"依然として存在するということを理解していただきたいと思います。

外部施設の研究審査

　臨床研究を実施する比較的規模の大きな研究機関では自ら倫理審査委員会を設置しているところが多く見られますが、クリニックや中小規模の一般病院、薬局など比較的規模の小さい研究機関ではそのようなところは多くありません。研究企画した研究責任者が勤務する自らの研究機関内に倫理審査委員会が設置されていない場合には、外部の倫理審査委員会へ審査を依頼（付議）することができます。そのため、倫理審査委員会は自身の研究機関のみならず、地域の他の研究機関の臨床研究などの審査に対する責任が求められる場合があります。

　生命・医学系指針では、「研究責任者が、自らの研究機関以外に設置された倫理審査委員会に審査を依頼する場合には、当該倫理審査委員会は、研究の実施体制について十分把握した上で審査を行い、意見を述べなければならない」と書かれています。臨床研究を適切に安全に実施するためには、医療体制など研究の実施体制が十分であることが必須です。患者さんを対象とした研究ではない観察研究であっても、研究対象者の個人情報や医療情報を適切に取り扱うことができないのであれば、当該研究の実施は許可するべきではありません。

　倫理的に臨床研究が行われるためには、研究の実施体制はもちろんですが、研究者の資質も重要なポイントです。資質を欠く研究者によって行われる研究に適切な倫理性や科学性は存在しません。先にも述べましたが、科学性を欠く研究は、実施そのものが非倫理的行為です。倫理審査委員会は、そのような研究の実施を容認してはなりません。

　外の研究機関から審査の依頼を受けた研究については、委員会メン

バーは当該研究に携わる研究者を知りえないことから、そうした研究者の研究に対する理解度、研究対象者に対する安全性や倫理性への配慮、個人情報保護に対する認識などについて、可能であれば委員会に研究者に出席してもらった上で十分な質疑を行い、実施の可否を判断することが重要と考えます。

(5) 教育・研修

　生命・医学系指針では、倫理審査委員会の設置者の責務として、委員会の委員及びその事務に従事する者が審査及び関連する業務に関する教育・研修を受けることを確保するため必要な措置を講じることが求められています。また倫理審査委員会の委員及びその事務に従事する者に対しても、「審査及び関連する業務に先立ち、倫理的観点及び科学的観点からの審査等に必要な知識を習得するための教育・研修を受けなければならない。また、その後も、適宜継続して教育・研修を受けなければならない」と書かれています。

　臨床研究を正しく行うためには、「倫理性、信頼性、科学性」の3本の柱がしっかりしていなければなりません。また、研究を審査する者、すなわち倫理審査委員会の委員の方でも、臨床研究における「倫理性、信頼性、科学性」の重要性が正しく理解できていなければ適切な審査を行うことはできません。科学はものすごいスピードで日々進歩を遂げています。それに取り残されないようにするには日々の研鑽が重要です。科学の進歩は時に倫理的な考え方にも変化を与えます。そして研究を取り巻く法的な環境も変化していきます。

　平成29年の倫理指針の改訂は、個人情報保護法の改正の影響を大きく受けたものでした。そして令和3年の新指針の制定では、これまで別の指針として存在していた「ヒトゲノム・遺伝子解析研究」に関する項目が統合されました。倫理審査を行う委員には、自身の専門領域が医学であろうとなかろうと、法律学であろうとなかろうと、継続した教育・研修による研鑽が求められます。それなくして適切な倫理審査をなし得ることはできませんし、自己研鑽ができない（しない）ということは変化についていくことができないことを意味しますので、倫理審査ならびに

臨床研究の現場から去るべきと考えます。

　そして、適切な倫理審査が行われるために、委員会の設置者ならびに研究機関の長の責任において委員や研究者の教育・研修の機会を適切に準備することが明確に生命・医学系指針により求められていることも、正しく臨床研究が行われる医療機関であるためには重要な要件であることは当然のことと思います。

2　倫理審査委員会の事務局体制

⑴　主な事務局業務

　倫理審査委員会の設置者は、委員会の設置に先立ち、委員会の運営や業務内容を明記した規定を標準業務手順書に定めなければならないことは前述しましたが、委員会の運営や業務を支える委員会の事務局業務についても、標準業務手順書にその内容を明記しなければなりません。

　事務局の主な業務は、倫理審査委員会の開催・運営に係る支援業務です。委員への開催連絡等はもちろん、審査される臨床試験の申請資料の入手や委員への事前配布、審議内容の記録（出席委員の記録を含む）、議事録の作成と概要の公開と、倫理審査委員会の審議に直接関係する種々の業務があります。加えて、委員会名簿の管理や審査結果等の設置者（研究機関の長）への報告、審査関連文書の保管など、事務局の業務内容は非常に多岐にわたります。

　研究機関によっては、倫理審査委員会の運営に係る業務だけを行う事務局がある一方で、大学病院の臨床研究実施支援組織（臨床試験支援センターや支援室など）の中に組み込まれた事務局（業務を担当する部署）のように、臨床試験に詳しいスタッフによる審査前の研究内容の確認など、委員会の運営支援業務を越えた、より踏み込んだ業務（事前審査など）を行っている事務局もあります。

チェックリストと申請書テンプレート

　申請に必要な文書の準備や記載不備の確認をシステマチックに行うことを目的としてチェックリストが広く利用されています。チェックリス

トには２種類の用途があるようです。

　申請した書類の中に足りない書類がないかを確認するチェックリストなどは、不備なく効率的に倫理審査の申し込みが行われるため、有効に機能していると思います。

　一方で、実施計画書や説明文書の記載内容・項目に漏れがないかを確認するためにチェックリストを利用している場合があります。残念ながらこちらのチェックリストは十分に機能していない状況にあるようです。臨床研究の内容に対するチェックリストでは、生命・医学系指針で求められている実施計画書や説明文書に記載されるべき項目がチェック欄とともに羅列されているだけのものを認めます。そのようなチェックリストは、研究者に対して倫理委員会への審査申請資料の提出時点において、記載内容の自己確認が行われた事の証としてリストの提出を求めるものですが、内容も確認せずに上から自動的にチェックを埋めて完成されたリストが提出される場合があるようです。正しく機能しないチェックリストなどはやったふりをする"アリバイ"あるいは研究実施者や事務局の"免責"に過ぎず、そのような自己満足のチェックリストは無駄な手間でしかないと考えます。そのようなチェックリストならないほうがマシです。

　生命・医学系指針で求められている項目の記載漏れがないことを確認する"だけ"のツールとしてチェックリストを用いるのであれば、チェックリストを改めて準備するのではなく、必要項目を記入する欄があらかじめ組み入れられた申請書様式での提出を求めるという方法もあります。実際、いくつかの倫理審査委員会では申請様式にあらかじめ項目立てがなされた記入欄に該当内容を記載する申請書様式を採用しているところがあります。記載するべき内容が記入される欄があらかじめ設定されている様式とは、文部科学省などの科学研究費や AMED の申請様式をイメージしていただければお分かりになると思います。このような申請書様式を用いれば、すべての記載欄を埋めることにより、生命・医学系指針で求められている項目の確実な記載ができるため、記載漏れを防ぐことにつながります。機械的にチェックを"入れるだけ"のチェックリストに比べてはるかに意味のある申請内容の確認が可能とな

ります。

　申請書様式は、記載欄に記載例があるのが利用者にやさしいと思います。筆者の医療機関では、研究実施計画書ならびに説明文書の倫理審査委員会への申請書様式に、生命・医学系指針で求められている研究計画書等に記載するべき項目をあらかじめ章立てしていることに加え、具体的な記載例や記載上の注意点などの教育的な説明を盛り込んだ申請書のひな形（テンプレート）を作り学内ホームページで研究申請者に web 配信しています。

　このようなひな形（テンプレート）を作成・準備することは非常に労力を要することですが、一度つくってしまえば"アリバイ・免責"のごとく印を入れただけのチェックリストよりはるかに意味のある記載漏れ抑止ツールになります。

研究計画書テンプレートの利用にあたって

　臨床研究には介入研究のみならず観察研究もあります。現在の生命・医学系指針では、観察研究であっても実施の可否を倫理審査委員会で審査するよう求めています。東北大学大学院文学研究科の田代志門准教授（2021年7月現在）は、生命・医学系指針の記載をもとに研究計画内での介入の有無や研究対象者に与える侵襲の有無や度合いにより研究を9つに分類しています（**表6**）。介入研究か観察研究か、侵襲があるのかないのか等で分類されていますが、いずれのタイプの研究であっても、倫理審査（本審査又は迅速審査のどちらか）は必ず求められるわけです。すなわち、いずれの審査を受けるにせよ、研究（実施）計画書の提出が求められますので、計画書作成は研究責任者の必須事項になります。

　生命・医学系指針の第3章第7では、研究計画書に記載すべき事項として25項目が挙げられています（第4章表2参照）。それらのうち研究責任者が計画した研究計画書内で新たに記載しなければならないのは、①研究の名称、②研究の実施体制、③研究の目的及び意義、④研究の方法及び期間、⑤研究対象者の選定方針、⑥研究の科学的合理性の根拠——の第1項目から第6項目までです。

　先ほど紹介した筆者の所属する医療機関が提供している「研究実施計

表6　介入・侵襲の有無別の対応

	侵襲あり（軽微な侵襲を除く）	軽微な侵襲	侵襲なし
介入研究 医療介入あり	投薬・治療医療機器・手術等 同意◎（文書） 審査◎（本審査） 事前登録○ モニタリング・監査◎	看護ケア・リハビリ等 同意◎（文書） 審査◎（本審査） 事前登録○	食品・運動負荷・保健指導等 同意○（口頭同意可、要記録） 審査◎（本審査） 事前登録○
観察研究① 生体試料あり	CT・PET等による検査 同意◎（文書） 審査○（本審査） 事前登録×	少量採血や被爆・MRI等 同意◎（文書） 審査△（迅速審査） 事前登録×	尿・唾液等の採取 同意○（口頭同意可） 審査△（迅速審査） 事前登録×
観察研究② 生体試料なし	（ほぼ想定されない） 同上	精神的苦痛を伴うアンケート等 同上	通常のアンケートインタビュー・観察等 同意△（オプトアウト可） 審査△（迅速審査） 事前登録×

画書」ひな形を例に説明すると、計画によって個別に異なる研究内容を研究責任者が独自で記載することが必要な第1項目から第6項目に続いて、倫理指針で記載が求められている25項目の中の第7項目以降の記述については、ひな形（テンプレート）に掲載された記載例を最大限に活用できるように工夫しています。

　ただし注意するべき点があります。第7項目以降では、計画された臨床研究が観察研究か介入研究かで記述が大きく異なる場合があることです。介入研究の計画を想定して作成されたひな形の場合、テンプレートとして例示されている内容には観察研究の計画内容になじまないものもあります。介入研究のひな形の中で例示された記載例がそのまま自身の計画した観察研究に活用できるか、ひな形の文面を熟読の上確認することが必要です。

　例えば、第4項目「研究の方法及び期間」の「研究中止基準」の項において、"研究対象者から試験参加同意の撤回があった場合"を中止基

準の 1 つとして例示しています。これは介入研究では必ず記載される状況ですが、後方視的な研究の場合でオプトアウトによる同意によって研究を実施している場合は、"同意の撤回"ではなく、"診療記録の研究での使用の承諾拒否"が中止基準となります。このような研究の種類と各項目の記載に齟齬がないよう表現を慎重に使い分けることが必要となります。

　現在多くの施設において、提出された申請資料の記載内容を事務局が確認していると思いますが、倫理審査委員会事務局のみで研究計画書の記載内容の詳細な確認を行うには限界があります。上記の例にあげた研究の種類と記載との齟齬の確認などは、研究計画の科学性に踏み込んだ事前確認に該当する部分もあります。そのような確認や研究者への指摘・指示を行うには、ある程度の臨床研究の知識が求められるため、臨床試験支援センターの機能拡充などによる事務局のサポート体制の構築が求められます。臨床研究が適切かつ活発に行われるためには、理想的には適切な事務局業務の実施に加え、コンサルテーション業務を担う部署や人員の配置により、科学的側面から倫理審査の申請を支援する多機能の臨床研究支援センターが設置されることです。しかし、事務局の設置背景や研究機関の研究活動性、マンパワーの問題などもあり、センター設置の可否・要否については個々の医療機関の事情にもよりますので、本稿では触れずにおきます。

　臨床研究支援業務までは行わないとしても、倫理審査委員会事務局には、申請された研究の取り扱いに関する重要な確認・管理業務があります。提出された種々の書類の整備・取り扱い、適切な保管等をはじめ、審査申請における書類提出ルールを厳格に守らせるなどの業務です。

　倫理審査委員会の事務局体制を記す項の最後に、事務局ができる（やるべき）臨床研究の実施体制の質の向上ならびに生命・医学系指針の遵守に寄与する行動について以下に述べたいと思います。

(2) 臨床研究実施体制の質の向上と倫理指針の遵守のために
〆切には厳格に対応

　多くの医療機関において、倫理審査は定期的に開催されていることと思います。そのため審査の申請には決められた〆切が設定されているものと思います。このような事前に設定されている〆切が厳守できず、強引にルール違反をごり押しするような研究者が残念ながら少なからず存在します。よほどの事情があるのかもしれませんが、事務局には毅然とした態度が必要です。ルール違反を許してしまうと、それが「蟻の一穴」になりかねません。

　臨床研究は適切に実施することが求められるものです。研究者に適切な倫理観がなければ、研究対象者に適切な倫理的配慮をすることなどできません。申請の〆切は当然、事前に知りえている重要な情報であるはずです。その程度のルールすら守ることができず、独りよがりで自分の都合を"ごり押し"するような研究者は、研究計画が通ったからといって突然まともな倫理的対応をとるようになるとは思えません。そのような申請者は「一事が万事」で、研究開始前のルール違反（一事）にとどまらず、開始後にも度々ルール違反（万事）を起こすのではないかと、なかなか信用できないのが普通だと思います。

　倫理審査委員会事務局は、申請書類を受け付けるだけの部署ではありません。臨床研究支援センターは研究の科学性を高めることに貢献する部署と言えると思いますが、倫理審査委員会事務局は、研究者の規範を正し、またルール遵守意識を高め、そのことによって研究対象者の安全性確保に貢献する部署であると言えると思います。特に研究を始めたばかりの若い研究者に対する早期"教育"のインパクトは大きいので、この面での事務局の方々の役割は重要だと思います。

適切な研究者としての要件確認：臨床研究倫理講習の受講

　生命・医学系指針では、「研究者等は、研究の実施に先立ち、研究に関する倫理並びに当該研究の実施に必要な知識及び技術に関する教育・研修を受けなければならない」と書かれています。倫理教育や研修を受

58

講する義務は、研究者のみならず、倫理審査委員会の委員や事務局員にも課せられています。また、研究実施医療機関の長は、そうした教育・研修の適切な受講の機会を確保することが求められています。倫理審査委員会の事務局は、研究の申請がなされた際、研究責任者並びに分担研究者すべての者の倫理講習受講の有無を適切に確認することが必要です。1回の受講の"賞味期限"については、医療機関により1〜3年と幅があるようですが、少なくとも未受講の研究者が臨床研究に"もぐり"で携わることがないよう事務局によるチェックは厳格に行われなければなりません。

　十分な回数の講習を行っていない研究機関などでは、倫理審査申請の時点で未受講の研究者に対して、「次回の倫理教育・研修を受講すること」などと研修要件を緩和しているところがあると聞きますが、決してそのような倫理的教育・研修のディスカウントはするべきではありません。昨今は多くのeラーニングの機会があります。十分な回数の倫理講習を実施できない研究機関であっても、以前に行われた講習のDVDの閲覧や外部のweb上の教材を活用する方法もあります。少なくともそのような教材を活用した教育・研修ですら受けていない研究者に研究実施の許可は出すべきではないと考えます。

　研究者等に対する教育・研修の機会を確保する義務を研究機関の長が放棄し、生命・医学系指針で求められている要件を研究者等が満たしていないことに加え、事務局までもがそれらに目をつぶっていては、誰が研究対象者の尊厳や人権を守ってくれるのでしょうか。事務局はこれら不適切な研究者等から研究対象者を守る最後の砦として、毅然とした態度で研究者の要件を確認することが求められます。同時に、研究者等への教育・研修の機会を確保するために良い方策を考え、研究機関の長へ提案することも同時に必要なことと考えます。

適切な研究であるための要件確認：臨床研究の登録の確認
　生命・医学系指針では、「研究責任者は、介入を行う研究について、

59

厚生労働省が整備するデータベース（Japan Registry of Clinical Trials：jRCT）等の公開データベースに、当該研究の概要をその実施に先立って登録し、研究計画書の変更及び研究の進捗に応じて適宜更新しなければならない。」として、臨床研究の登録を求めています。

　医学の発展のためには、津谷喜一郎先生が提唱されたように医学研究の実施により新たなエビデンスを"つくり"それを医療の現場に"つたえ""つかっていく"3つの"つ"が重要です。適切に倫理審査を受け、研究計画の科学性・倫理性が承認されて行われた臨床研究も、その結果が正しく公表されなければ医学の発展には寄与しません。たとえ結果がネガティブであっても、その情報が公表されることで多くの議論を生み、さらなる医学の発展につながります。一部の研究者の恣意的な思考・行動により、ネガティブな結果が公表されなかった場合、偏った知識や情報だけでエビデンスが構築されてしまいます。この弊害を"公表バイアス"といいます。

　公表バイアスをなくすための方策として考えられたのが、研究計画・結果の登録です。特に研究計画については、研究が開始された後に研究者により都合のいいように変更などが行われないよう、研究開始前に公のデータベースに事前登録することが求められています。臨床研究の倫理審査においても、この事前登録の有無を確認することが求められます。事前登録の確認方法については、研究機関によっては研究倫理審査の申請時点で、研究概要の登録完了とその登録IDの提示を求めるところがある一方で、審査申請時点での登録完了を必須とせずに、「倫理審査承認後、速やかに登録を行う」の項目を設け、当該欄へのチェックによる申請を認めているところもあるようです。確かに、倫理審査により、計画内容の一部が変更となる可能性が否定できないこと、計画が承認されない可能性が否定できないことなどから考えると、「倫理審査承認後、速やかに登録を行う」も間違いではありません。重要なのは登録のタイミングではなく、生命・医学系指針に従って登録が"試験開始前"に適切に行われることを倫理審査委員会の事務局が担保できることです。そ

れが指針の遵守に事務局が貢献できる業務となります。

　研究計画の倫理審査を申請した研究者は、倫理審査委員会の答申を受けて医療機関の長が出す「研究実施許可」の結果通知を待って研究を開始することになります。倫理審査の申請の時点ですでに事前登録を完了している研究の場合であれば、審査の申請書に登録のID を記載してもらうことで登録の事実が担保できます。「承認後、速やかに登録する」としている研究であれば、審査結果通知に付帯事項として「適切に登録を行い、登録ID を事務局に提示すること」などといった文言を付け加えることで「速やかな登録」の義務を担保することに加えて、登録後に発行される登録ID の事務局への提出がなされた後に医療機関の長からの「実施許可」の通知を行うことで生命・医学系指針の登録の要件は適切に満たされます。

　介入研究においては、論文投稿はもちろん、学会発表の演題申し込みの時点でも登録の有無が確認されるようになってきています。登録がなされていなければID もないため、学会発表の申し込みもできません。研究者に悪意がなくても、事前登録が行われていなかったためにせっかく実施した臨床研究の公表の場を失うことになったとしたら、研究に協力していただいた研究対象者の気持ちを無駄にすることになります。

　臨床研究の実施者が備えているべき心得がいくつかあります（**表7**）。倫理的な配慮や安全を心がけて研究を進めていくことは当然のことですが、自身の研究に協力していただいたことへの感謝の気持ちを十分に持つこともとても大事なことです。倫理審査委員会事務局は、残念な結果の発生を抑止することができる存在です。研究者の失念により事前登録が行われず、研究の成果が公表されなかったとしたら、それは研究者のみならず研究の申請を受け付けた事務局にも責任の一端があると考えます。チェックリストに印がついている「承認後に速やかに登録する」をただ見過ごすのではなく、事前登録の実践が生命・医学系指針で求められていることの準拠のみならず、公表バイアスの発生を抑止し、研究対

61

象者の厚意に報いるとても重要な確認事項であるという事実を事務局には改めて認識していただきたいと思います。

表7　臨床研究実施者の心得

○**謙虚さ**（研究行為が相手を傷つける可能性）
○**感謝**（研究への協力に対する）
○**研究対象者の意思の尊重**
　　－インフォームド・コンセント
　　－説明と理解・納得の上での同意
　　－説明は研究者の免責行為ではない
○**個人情報の保護・配慮**（特にカルテ調査などで病歴を扱う場合）

＜Q&A＞

Q：倫理審査委員会の構成員として「人文・社会科学」の有識者には、弁護士などの法律家以外にはどのような委員が考えられるのでしょうか。

A：生命・医学系指針で求められている倫理委員会の構成員としての「人文・社会科学」系の有識者とは、医療側でないいわゆる文系領域の有識者を意味しています。倫理委員会は、そうした委員を交えて多様性のある議論を行える体制とすることが求められているわけです。とは言いつつも、倫理委員会は医療に関する研究の科学性・倫理性について審議をする委員会ですから、人文・社会科学領域の有識者であれば誰でもいいというわけではなく、少なくとも生命倫理に関する見識を持っている委員が望ましいと考えます。

Q：倫理委員会の委員に対する倫理講習はどのようにすればいいのでしょうか。

A：生命・医学系指針では、研究機関の長に教育・研修の適切な受講機会を確保するよう求めています。研究機関に所属している研究者はその施設内で開催される講習に参加することで、「教育・研修の機

会」を得ることができます。研究機関の中に設置された倫理委員会の委員も同様です。その研究機関に所属していない外部委員に対しても、事前に講習日程を連絡し受講を促すことが重要と考えます。外部委員が施設で行われる倫理講習に参加することが日程的に困難であれば、関連学会など施設外で行われる講習等に参加することによって施設内講習の受講の代用とすることは可能と考えます。その場合、倫理委員会事務局は外部講習の受講記録（受講票の写しなど）を適切に保管し、委員の研修記録を管理することが必要です。

第4章
審査申請書類の作成

<本章のポイント>
- 倫理審査にどのような書類が必要なのか、あらかじめ頭の中で整理する。
- 提出書類は、研究計画書が主軸となるように作成する。
- 研究計画書は、科学性・信頼性・倫理性を意識して作成する。
- 研究計画書は、誰が研究したとしても同じ方法で実施されるように作成する。
- 各書類、各項目で整合性を取る。

はじめに

　人を対象に生命科学・医学系研究を行うには、倫理審査を受けて承認されなければなりません。そのためには、まず倫理審査委員会に審査申請書類を提出しなければなりません。倫理審査では、この申請書類の作成が第一関門です。初めはどのような書類が必要なのか、どこに何を記載すればいいのか戸惑うかもしれません。しかし、要点を理解すれば難しいものではありません。

　なお、本章では「人を対象とする生命科学・医学系研究に関する倫理指針」（生命・医学系指針）に基づき、その他の関連事項を踏まえた解説をします。

1　どのような書類が必要なのか？

　提出すべき書類は倫理審査委員会によって異なりますが、どの倫理審査委員会でも倫理審査申請書と研究計画書は必要です。また、同意の取

表1　倫理審査に必要な書類（例）

（1）　倫理審査申請書
（2）　研究計画書
（3）　説明文書、同意文書、同意撤回文書
（4）　利益相反自己申告書
（5）　研究責任者の経歴書
（6）　倫理審査申請チェックリスト　など

得方法によっては、インフォームド・コンセントに関する書類（説明文書や同意書など）が不可欠です。一般的には**表1**の書類が考えられます。

（1）　倫理審査申請書

　申請書で重要なことは、誰がどのように研究を行うのかが簡潔に記載されていることです。項目によっては他の書類（研究計画書、説明文書など）と重複することがありますが、申請書には要点を記載してください。より詳細を知りたければ、倫理審査委員は研究計画書等を確認します。

（2）　研究計画書

　研究計画書は申請書類のうち基本になる資料です。他の書類で確認できないことがあったとしても、研究計画書を読めば分かるように必要なことを漏れなく記載してください。

　倫理審査では倫理性に直結したことだけを審査するわけではありません。仮に提出する研究が現在の科学として受け入れられないような非理論的な研究だとします。分析的研究ではある母集団を反映したサンプル集団に対し、一定の基準で調査します。そして、得られた結果は母集団にも適合することが前提とされます（**図1**）。つまり、研究結果は一般化して広く社会に役立てられます。もし、非科学的な研究結果を学会で発表したとしても、それが母集団に受け入れられないのであれば、社会で活用することができません。そうなると、研究対象者の好意、研究に携った方々の労力、研究費など、多くのことが無駄になってしまいます。そのような観点から科学性は重要な審査項目の一つとされています。

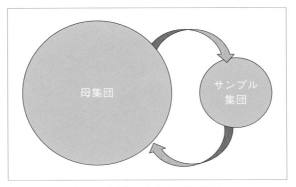

図1　母集団とサンプル集団

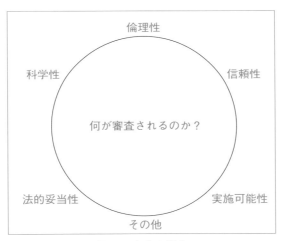

図2　審査の視点

　その一方、科学的にとても優れた研究を計画したとしても、実際に遂行するのが難しければ研究が途中で滞ってしまいます。例えば、目標とするサンプルサイズが大きすぎたり、ご協力いただく患者さんの負担が大きすぎたり（毎日通院、毎日採血など）、膨大な研究費が必要であったり……。研究は現実に実行できるように計画しなければなりません。

　他にも法的妥当性や信頼性など、倫理審査委員会では多くの観点から審査します（**図2**）。これらのことを総合的に考慮して、研究計画を立

ててください。ちなみに、研究計画を立てるのは倫理審査を通過するのが目的でなく、適切な研究を実施するためということを忘れないでください。

　生命・医学系指針では研究計画書に記載する事項を定めています。**表2**は研究計画書に記載すべき項目で、①～⑮は全ての研究に必須です。ただし、研究責任者の判断で特定の項目を省略することもできます。その場合、申請者は省略した理由を示し、倫理審査委員会はそれが妥当かどうか判断します。また、⑯～㉕は該当する場合に記載します。

　なお、研究によっては①～㉕の他に記載すべき項目があることもあります。その時には適宜記載してください。

　①～⑮の各項目に記載する際、注意すべき主な点について解説します。

表2　研究計画書の記載事項

①　研究の名称

②　研究の実施体制（全ての研究機関及び研究協力機関の名称、研究者等の氏名並びに既存試料・情報の提供のみを行う者の氏名及び所属する機関の名称を含む）

③　研究の目的及び意義

④　研究の方法及び期間

⑤　研究対象者の選定方針

⑥　研究の科学的合理性の根拠

⑦　インフォームド・コンセントを受ける手続等（インフォームド・コンセントを受ける場合には、説明及び同意に関する事項を含む）

⑧　個人情報等の取扱い（加工する場合にはその方法、仮名加工情報又は匿名加工情報を作成する場合にはその旨を含む）

⑨　研究対象者に生じる負担並びに予測されるリスク及び利益、これらの総合的評価並びに当該負担及びリスクを最小化する対策

⑩　試料・情報（研究に用いられる情報に係る資料を含む）の保管及び廃棄の方法

⑪　研究機関の長への報告内容及び方法

⑫　研究の資金源その他の研究機関の研究に係る利益相反及び個人の収益その他の研究者等の研究に係る利益相反に関する状況

⑬　研究に関する情報公開の方法

⑭　研究により得られた結果等の取扱い

⑮　研究対象者等及びその関係者が研究に係る相談を行うことができる体制及び相談窓口（遺伝カウンセリングを含む）

⑯　代諾者等からインフォームド・コンセントを受ける場合には、その手続（代諾者等の選定方針並びに説明及び同意に関する事項を含む）

⑰　インフォームド・アセントを得る場合には、その手続（説明に関する事項を含む）

⑱　「生命・医学系指針」第8の7の規定による研究を実施しようとする場合には、同規定に掲げる全ての要件を満たしていることについて判断する方法

⑲　研究対象者等に経済的負担又は謝礼がある場合には、その旨及びその内容

⑳　侵襲を伴う研究の場合には、重篤な有害事象が発生した際の対応

㉑　侵襲を伴う研究の場合には、当該研究によって生じた健康被害に対する補償の有無及びその内容

㉒　通常の診療を超える医療行為を伴う研究の場合には、研究対象者への研究実施後における医療の提供に関する対応

㉓　研究に関する業務の一部を委託する場合には、当該業務内容及び委託先の監督方法

㉔　研究対象者から取得された試料・情報について、研究対象者等から同意を受ける時点では特定されない将来の研究のために用いられる可能性又は他の研究機関に提供する可能性がある場合には、その旨、同意を受ける時点において想定される内容並びに実施される研究及び提供先となる研究機関に関する情報を研究対象者等が確認する方法

㉕　「生命・医学系指針」第14の規定によるモニタリング及び監査を実施する場合には、その実施体制及び実施手順

① 　研究の名称

　これからどのような研究を行うのか、研究内容を適切に反映するようにしてください。

② 　研究の実施体制

　多くの研究は一人だけでは成し遂げられません。研究に携わる者の所属や氏名などを記載してください。もし、1件の研究に複数の施設が関与するなら、各機関の名称や研究者等、役割を記載してください。多機関共同研究ならば各研究機関に研究責任者を定め、必要に応じて研究代表者を定めてください。その他、研究の事務局、個人情報管理責任者など、研究の実施体制に応じて記載してください。

③　研究の目的及び意義

　なぜその研究をする必要があるのか、研究によってどのような成果が期待できるのか述べてください。研究をする理由が曖昧だと、その意義が問われることになってしまいます。

　例えば、次のようにストーリーを組み立てながら進めると、理論的かつ理解しやすい説明になります。その際、必要に応じて引用文献を示すとより効果的です。

　　　・現状
　　　・問題点
　　　・問題点に対する解決策
　　　・解決策から何が得られるのか

④　研究の方法及び期間

　　方法：複数の研究者が一定条件で研究を進めることができるよう、客観性を確保し、かつ分かりやすく記載してください。具体的には研究デザイン、研究の手順、研究対象者（および設定根拠）、データの分析方法などが考えられます。特に研究手順は段階ごとに記載すると、読む方が理解しやすくなります。各工程を一つの文章で書きあげてしまうと、研究がイメージし難くなりがちです。

　　期間：申請研究について、初めに取りかかる行為（同意の取得など）を行ったときを起点とし、全ての工程が終了したときを終点とします。研究は、同意取得などから得られたデータを集計・解析して一定の見解を得るまで全てを含むものです。データ収集の期間だけではないということに注意してください。

⑤　研究対象者の選定方針

　誰が研究対象者を選定したとしても、同じ条件の人が対象になるように客観性を保ってください。曖昧な基準にすると、研究者がそれぞれ異なる基準の対象者を選定してしまいます。それでは研究の根幹からエビデンスの信頼性が崩れてしまいます。

⑥　研究の科学的合理性の根拠

　研究は科学的な理論に基づかなければなりません。例えば研究対象者

の選定方法や必要とする人数、統計解析の方法などが考えられます。実薬をコントロール群として薬剤の効果を比較するのであれば、なぜその薬剤をコントロールにするのか、などが考えられます。研究計画は科学的理論に基づいて立ててください。

⑦　インフォームド・コンセントを受ける手続等：第７章参照

⑧　個人情報等の取扱い

　生命・医学系指針だけでなく、「個人情報の保護に関する法律」、「医療・介護関係事業者における個人情報の適切な取扱いのためのガイダンス」（厚生労働省）なども参考にしてください。生命・医学系研究では疾患などの情報を扱うことが多いので、特に要配慮個人情報については注意してください。

　加工したり、仮名加工情報や匿名加工情報を作成する場合には、時期と方法を記載してください。保管方法についても規定してください。

⑨　研究対象者に生じる負担並びに予測されるリスク及び利益、これらの総合的評価並びに当該負担及びリスクを最小化する対策

　通常の医療であれば、エビデンスがあるので効果とリスクが予測できますが、研究では未知の部分が否定できません。そこで、予測できる範囲内のリスクとベネフィットから、研究を総合的に評価します。さらに副作用などの好ましくない事象については、可能な限り最小化する取り組みが求められます。

　　※負　担：研究対象者に生じる好ましくない事象。身体的のみならず精神的、経済的なものなども負担とされる。

　　※リスク：実際に生じるか否かが不確定な危害の可能性。身体的、精神的、経済的、社会的な危害が考えられる。

　　※利　益：研究から得られる成果や期待される恩恵。

⑩　試料・情報の保管及び廃棄の方法

　研究の記録をどのように管理するのか記載します。多機関共同研究の場合には、得られたデータの授受が発生しますので、その情報提供に関する記録を、提供元機関は提供後３年、受領機関は研究終了後５年保管しなければなりません。

⑪　研究機関の長への報告内容及び方法

　研究責任者は、研究の進捗状況、有害事象の発生状況、研究終了など
を研究機関の長に報告することが定められています。進捗状況、有害事
象の発生状況は原則年1回ですが、研究の性質に応じて規定することが
できます。しかし、研究終了の報告は研究終了後3ヶ月以内が目安とさ
れています。また、研究の適正性や信頼を損なう情報を入手したときは、
速やかに研究機関の長に報告します。

⑫　研究の資金源その他の研究機関の研究に係る利益相反及び個人の収
　益その他の研究者等の研究に係る利益相反に関する状況

　研究には資金が必要ですが、その費用の財源を明確にするのがこの項
目の目的です。具体的には所属機関の研究費や公的研究費、企業からの
資金提供などが考えられます。また、近年では利益相反が問題になって
います（後述）。

⑬　研究に関する情報公開の方法

　次のデータベースに登録し、随時更新しなければなりません。どちら
に登録しても、国立保健医療科学院のホームページで一元検索できま
す。

　　　・jRCT（Japan Registry of Clinical Trials）
　　　・UMIN-CTR（大学病院医療情報ネットワーク研究センター臨床
　　　　試験登録システム）

　介入研究は義務、それ以外の研究は努力義務です。

　その他にも公表することがあれば記載してください（自施設のホーム
ページなど）。

⑭　研究により得られた結果等の取扱い

　研究結果を研究対象者に伝えるか否か、伝える場合は基準があるか、
また、個別あるいは総合的な結果かなどを記載します。

⑮　研究対象者等及びその関係者が研究に係る相談を行うことができる
　体制及び相談窓口（遺伝カウンセリングを含む）

　研究対象者等が相談できる体制を確保してください。相談内容によっ
てはカウンセリングが必要なこともありますので、その際は施設を紹介
できるようにしてください。

表3　研究計画書記載例と留意事項

2018年○月○日

研究計画書

● タイトルを見ただけでどのような研究かわかるようにする。

1．研究の名称
　　アンジオテンシンⅡ受容体拮抗薬A錠における血圧コントロールの研究
　　～アドヒアランスと合併症が与える影響～

● 誰が何をするのか明確にする。

2．研究の実施体制
(1)　研究者等

	所属・職	氏名	役割
研究責任者	○○病院薬剤部長	○○○○	研究の立案、管理、総括
研究分担者	○○病院診療部内科長	○○○○	処方、リスク分類、検査オーダー
研究分担者	○○病院薬剤部係長	○○○○	患者基本情報の収集
研究分担者	○○病院薬剤部主任	○○○○	患者基本情報の収集、データ解析

(2)　研究実施施設
　　○○病院
(3)　本研究の事務局
　　○○病院薬剤部
　　東京都○○区○○＊-＊-＊
　　TEL　03-＊＊＊＊-＊＊＊＊
　　FAX　03-＊＊＊＊-＊＊＊＊
　　E-mail　＊＊＊@＊＊＊＊＊

● 研究に関する現状を述べ、何が問題なのか明記する。必要に応じて引用文献で根拠を示す。

3．研究の目的及び意義
　　厚生労働省における2014年患者調査によると、高血圧性疾患の総患者数は1,010万8,000人となっている。高血圧治療においては真のエンドポイントとなる心血管系疾患の発症抑制が最も重要な課題となるが、そのためには安定した血圧コントロールが求められる。また、高血圧患者では合併症の存在が予後に大きな影響を与えるので、……[1]。○○らは生活習慣病における治療成績を調査したところ、アドヒアランスと○○との影響について、……[2]。
　　一方、我が国では2017年にアンジオテンシンⅡ受容体拮抗薬（ARB）A錠が承認された。○○らの報告によると、A錠は……[3]。しかし、A錠は国際的にも歴史が浅い薬剤なので、十分な市販後データが集積されていない。
　　そこで、本研究ではA錠が処方された患者の降圧効果とアドヒアランス、合併症の影響を調査することで、……。本調査より

● 問題を解決するために本研究が必要なこと、研究を実施する意義を述べる。

得られた結果は、患者の状態に応じた薬物投与計画に寄与し、ひいては高血圧患者の QOL、ADL が向上することと考える。

4．研究の方法及び期間
(1) 研究方法
【初回】
① 通常診療において医師が A 錠あるいは B 錠を処方したら薬剤部に連絡する。
② 薬剤師は薬剤服用歴等に基づき、選定基準・除外基準を確認する。本研究の対象患者ならば別紙 1 を用いて研究内容を説明する。研究について理解・納得されたら、同意書に署名していただく（別紙 2）。
③ 医師は収縮期血圧及び拡張期血圧を測定し、診療録に記載する。
④ 薬剤師は別紙 3 を使用し、Visual Analog Scale（VAS）法にてアドヒアランスを測定し、別紙 4 に記載する。別紙 4 には患者が特定できる情報を記載せず、ランダムに付与した番号を記載する。
⑤ 薬剤師は診療録を確認し、③にて得られた測定値を別紙 4 に記載する。
【6 か月後】
⑥ 医師は収縮期血圧及び拡張期血圧を測定し、副作用を確認する。
⑦ 薬剤師は④と同様にアドヒアランスを測定・記録する。
⑧ 薬剤師は診療録を確認し、⑥で得られた測定値と副作用を別紙 4 に記載する。
【測定終了後】
⑨ 薬剤師は表計算ソフトにデータ等を入力する。全ての測定・情報収集が終了したら、薬剤部でデータを分析する。

（注釈）
● どのような手順で取り組むのか、段階ごとに記載する。
● 誰が何をするのか、明確に記載する。
※研究方法が複雑な場合には、図を用いてわかりやすく説明する。

(2) 分析
以下の群間において、6 か月後の収縮期血圧及び拡張期血圧、アドヒアランスの各変動を解析する。解析は初回測定値をベースラインとする。
　　○A 錠投与群のうち糖尿病合併症有・無の各群
　　○糖尿病合併症のある A 錠群と B 錠群
　　○……………
統計解析は○○○（ソフト名）を使用し、有意水準は 5 ％として、○○○（検定の名称）で解析する。

(3) 研究期間
2018年＊月＊日～2019年＊月＊日

（注釈）
● データ収集だけでなく、集計・解析なども含めた期間を記載する。

(4) 必要な患者数：＊＊＊名
予測される有効率を＊＊％、$\alpha = 0.05$、$\beta = 0.20$ とすると、必要なサンプルサイズは＊＊＊以上と算出された。

（注釈）
● 現実的に収集できる患者数とする。

5．研究対象者の選定方針
(1) 対象基準

（注釈）
● 誰が選定しても同じ対象者になるように客観的な基準にする。

　・A 錠あるいは B 錠を初めて服用する高血圧患者
　・20 歳以上で本研究に同意の得られた患者
(2)　**除外基準**
　・血圧に影響を与える薬剤（副作用を含む）を服用中の患者

6．研究の科学的合理性の根拠
　・アドヒアランスが ADL に及ぼす影響については……と報告されている[4]。
　・2 群間の比較は有意水準を 5 ％として〇〇〇（検定の名称）で解析する。

> ●「4．研究の方法及び期間」「5．研究対象者の選定方針」を中心として、その科学的合理性の根拠となる事項を列挙する。

7．インフォームド・コンセントを受ける手続等
　・医師の診断により、A 錠あるいは B 錠を初めて処方する患者に対して、別紙 1 を用いて研究内容を説明する。説明は研究に参加しなくても不利益を被らないこと、一度同意しても可能な期間はいつでも撤回できることを伝える。研究について十分に理解・納得したならば、患者の自由意思で別紙 2 に署名していただく。
　・原則として患者本人から同意を得るが、同意能力が不足している場合には保護者（代諾者）から同意を得る。

> ● 不参加でも不利益を被らないこと、同意は撤回できることなどインフォームド・コンセントに必要な事項を記載する。説得しての同意取得は認められない。

8．個人情報等の取扱い
　記録用紙（別紙 4）には独自の番号を付与し、表計算ソフトに調査結果を入力する。電子媒体には個人を特定できる情報（氏名、ID など）を入力せず、付与した番号を入力する。記録用紙は薬剤部、対応表は医療情報部の鍵のかかる保管庫で管理する。各保管庫の鍵は〇〇〇〇が管理する。
　本研究のために入力した電子媒体は、外部から遮断されたコンピュータの外付けハードディスクで管理し、ID・パスワードを設定する。ID・パスワードは〇〇〇〇が管理する。

> ● 匿名化や管理方法を記載する。

> ● 想定されるリスクとその対処方法を記載する。

9．研究対象者に生じる負担並びに予測されるリスク及び利益、これらの総合的評価並びに当該負担及びリスクを最小化する対策
　本研究は日常診療に基づいて実施されるので、副作用等のリスクは通常の医療と同等である。従って、A 錠あるいは B 錠の治療において健康被害が発現した場合には、保険診療として対応する。
　一方、本研究のために収集した情報については、適切に対応していなければ漏洩の可能性が否定できない。よって、調査記録（紙媒体、電子媒体）には患者が特定できる情報を記載せず、独自の符号を付与し、対応表で患者が特定できるように管理する。電子媒体は外部と切り離されたハードディスク内に保管し、ID・パスワードを設定する。

> ● 一定期間の保管が必要。廃棄方法は、媒体によって異なる。

10．試料・情報の保管及び廃棄の方法
　研究のために収集したデータや解析結果は研究終了後 5 年間保

管する。保管期間が経過したらすみやかに破棄する。紙媒体は溶解あるいは細断処理し、電子媒体については再生不可能な状態に処理する。

11. 研究機関の長への報告内容及び方法

　研究の進捗状況、有害事象の発生状況は研究開始から1年を経過するごとに文書にて報告する。研究終了（あるいは中止）については、3ヶ月以内に文書で報告する。

　なお、研究の適正性や信頼を損なう情報を入手したときは、速やかに病院長に報告する。

12. 研究の資金源その他の研究機関の研究に係る利益相反及び個人の収益その他の研究者等の研究に係る利益相反に関する状況

　本研究は観察研究のため、治療費は通常の保険診療として対応する。研究のために使用される消耗品は薬剤部経費より捻出する。また、研究責任者および分担研究者に開示すべき利益相反はない。

> ● 利益相反がある場合、利益相反自己申告書を使用する。

13. 研究に関する情報公開の方法

　実施に先立ち UMIN-CTR に登録し、随時更新する。

　また、研究結果は○○学会年会で発表後、学術論文として公表する予定。

14. 研究により得られた結果等の取扱い

　個別の結果については、本人からの申し出により結果を通知する。総合的な結果については、理解し易い解説を付け、参加者全員に送付する。

15. 研究対象者等及びその関係者が研究に係る相談を行うことができる体制及び相談窓口

　本研究に関する相談等については、本研究の事務局が対応する。

16. 代諾者等からインフォームド・コンセントを受ける場合には、その手続

　本研究の対象者のうち、本人が研究への参加を適切に判断できないと判断されたときには、代諾者の同意を得て研究に参加させることとする。

　代諾者等への説明及び同意取得方法は「7. インフォームド・コンセントを受ける手続等」に準ずる。

17. インフォームド・アセントを得る場合には、その手続（説明に関する事項を含む）

　該当しない

> ● 項目自体を削除するのではなく、該当しない旨を明記することで、委員が確認しやすくなる。ただし、提出先の倫理審査委員会から指定がある場合には、その指示に従う。

18.「生命・医学系指針」第8の7の規定による研究を実施しようとする場合には、同規定に掲げる全ての要件を満たしていること

について判断する方法
　　　該当しない

19.　研究対象者等に経済的負担又は謝礼がある場合には、その旨及びその内容
　　　該当しない

20.　侵襲を伴う研究の場合には、重篤な有害事象が発生した際の対応
　　　該当しない

21.　侵襲を伴う研究の場合には、当該研究によって生じた健康被害に対する補償の有無及びその内容
　　　本研究は薬剤投与を伴うが、通常診療の範囲内で行う観察研究である。従って、有害事象が発生した場合には、保険診療で対応する。

22.　通常の診療を超える医療行為を伴う研究の場合には、研究対象者への研究実施後における医療の提供に関する対応
　　　該当しない

23.　研究に関する業務の一部を委託する場合には、当該業務内容及び委託先の監督方法
　　　該当しない

24.　研究対象者から取得された試料・情報について、研究対象者等から同意を受ける時点では特定されない将来の研究のために用いられる可能性又は他の研究機関に提供する可能性がある場合には、その旨、同意を受ける時点において想定される内容並びに実施される研究及び提供先となる研究機関に関する情報を研究対象者等が確認する方法
　　　該当しない

25.　「生命・医学系指針」第14の規定によるモニタリング及び監査を実施する場合には、その実施体制及び実施手順
　　　該当しない

文献
　　1）………………………………………………………………
　　2）………………………………………………………………
　　3）………………………………………………………………
　　4）………………………………………………………………

※　別紙は省略
　別紙1：説明文書
　別紙2：同意書
　別紙3：アドヒアランス測定用紙
　別紙4：記録用紙

⑶ 説明文書、同意文書、同意撤回文書

　臨床・疫学研究を実施する際、インフォームド・コンセントはとても重要です。インフォームド・コンセント等の方法は研究によって異なりますが、仮に署名による同意を取得するのであれば、研究内容を理解していただくための文書、署名していただく文書、その同意を撤回するための文書が考えられます。インフォームド・コンセント等に関する具体的な書類については、第7章（適切なインフォームド・コンセントとは）をご参照ください。

⑷ 利益相反自己申告書

　利益相反とは、事実を明らかにするという研究者の使命と、研究者個人の利益が衝突・相反する状態をいいます。例えば、研究者が企業から研究費を受け取って、臨床研究を実施することがあります。このような場合、研究者は客観的な立場から科学的に研究しなければなりません。ところが、企業が研究費を出しているからといって、企業が有利になる結果を導き出してしまっては、研究者の責務に反することになります。

　ここで押さえておきたいことは、利益相反自体が問題というのではないことです。現代の臨床研究から利益相反を全て排除するとなると、多くの研究が滞ってしまいます。重要なのは利益相反が不適切な研究につながらないように管理することです。例えば、分担研究者の一人に利益相反があったとします。このような場合、不正を起こしやすい環境にその研究者を置かないような対策が求められます（例：データ解析を行わない、あるいは単独で行わないなど）。

　このようなことから、利益相反に関する様式を定めている倫理審査委員会もあります。また、倫理審査委員会とは別に利益相反委員会を設置している組織もあります。ただ、利益相反に関する具体的な基準は組織ごとに異なります。以下の資料を参考にし、不明な点があれば倫理審査委員会等にご相談ください。

　　　・「利益相反ワーキング・グループ報告書」（平成14年11月1日文部
　　　　科学省科学技術・学術審議会・技術・研究基盤部会・産学官連携

　　推進委員会・利益相反ワーキング・グループ）
　・「臨床研究の利益相反ポリシー策定に関するガイドライン」（平成
　　18年 3 月文部科学省委託事業　徳島大学　臨床研究の倫理と利益相
　　反に関する検討班）
　・「厚生労働科学研究における利益相反（Conflict of Interest：
　　COI）の管理に関する指針」（平成20年 3 月31日科発第0331001号
　　厚生科学課長決定、平成27年 4 月 1 日／平成29年 2 月23日／平成
　　30年 6 月26日一部改正）
　・臨床研究法における利益相反管理ガイダンス（平成30年11月30日
　　医政研発1130第17号別添）

(5)　研究責任者の経歴書

　倫理審査委員会によっては、申請者の経歴書を求めることがあります。
これは申請者がその研究を実施する能力が十分にあるか確認するため、
これまでの実績を提示していただくものです。

　なお、倫理審査ではありませんが、研究助成金の公募などでも、同様
の理由で申請者に経歴書の提出を定めることがあります。

(6)　倫理審査申請チェックリスト

　記載や提出の不備を避けるため、提出書類にチェックリストを規定す
る倫理審査委員会があります。申請者自らに提出資料の確認を求めるも
のです。もし、提出先の倫理審査委員会がチェックリストを規定してい
ないとしても、自らチェックリストを作成することをお勧めします。事
前に不備を回避できるだけでなく、用意すべき書類を整理しやすくなり
ます。

　倫理審査を受けるには、このようにいろいろな書類を揃えなければな
りません。提出前に書類間や項目間に矛盾がないか、全体をチェックし
てください。

研究がスタートしてから修正がある場合には

　倫理審査委員会から承認が得られ、研究機関の長から開始の許可が得られたら、いよいよ研究に取りかかることになります。しかし、実際に研究を進めていると、研究計画書に修正が必要になることがあります（分担研究者の変更など）。そのようなことがある場合、あらかじめ倫理審査委員会から承認を受けてください。

＜Q&A＞

Q：倫理審査を受ける際、申請書などの書類を提出します。審査結果が得られるまでの書類の流れを教えてください。

A：「人を対象とする医学系研究に関する倫理指針」では研究責任者が研究機関の長に実施の可否を確認し、研究機関の長が倫理審査委員会へ審査を求めていました。しかし、2021年に制定された生命・医学系指針では、研究に着手するまでの手続きが一部変更されています。倫理審査委員会へ審査を依頼するのは研究責任者になり、研究責任者は審査結果と必要書類を研究機関の長へ提出することになります。研究機関の長はそれら資料を確認し、最終的な研究実施の可否を決定します。

Q：研究計画書の「研究の科学的合理性の根拠」には、どのようなことを記載すればいいのでしょうか？

A：分析的研究では母集団を代表するサンプル集団に対して実施し、その結果は母集団に帰属するように計画しなければなりません。サンプル集団から得られたデータは、何らかの基準によって判断することになります。その基準は現在の科学で一般的に認知されている方法に従わなければなりません。「研究の科学的合理性の根拠」には、これらを証明することができる根拠を記載します。

　例えば、次のようなことが考えられますが、一律にこれらのことを記載すればいいという訳ではなく、計画した研究はどのようにし

たら科学的に証明できるのか、という視点で根拠を明確にしてください。

　　・必要なサンプルサイズの算出根拠
　　・量的研究の場合には、統計解析の方法（検定方法、有意水準など）
　　・質的研究の場合には、扱うデータと解析方法
　　など

第5章
審査の実際

1 本審査と迅速審査

　臨床研究に対する倫理審査は、通常の流れに従って行う「本審査」と申請書類の内容確認を任命された一部の委員のみによって行う迅速審査の2種類があります。迅速審査の対象となる事項や迅速審査を担当する委員の任命方法などについては、倫理審査委員会の設置の際に定める規定に明記されなければいけません。第3章の表5に迅速審査となる場合の例を参考として挙げていますのでご確認ください。

臨床研究の分類

　生命・医学系指針では、実施する臨床研究の介入や侵襲の有無により、研究責任者等が取るべき必要な対応について分けて記載しています。第3章でも紹介しましたが、東北大学大学院文学研究科准教授の田代志門先生は、倫理指針の記載をもとに、研究計画内での介入の有無や研究対象者に与える侵襲の有無や度合いにより研究を9つに分類しています（**表1**（**第3章表6再掲**））。

介入研究は本審査を

　研究対象者に対して薬物投与や手術などを行い、その治療効果を評価するような研究の場合、その研究は介入研究に該当します。また、薬物投与が通常の保険診療内のものであっても、複数の治療群に対して薬物を投与するなど医療介入を比較する試験で、治療群への割付がランダムであった場合には、その"診療"は介入研究として取り扱われます。なぜなら、治療方法がランダム割付になることで、治療者である医師も研究対象者である患者も、実施される治療の選択権がなくなってしまうか

表 1　介入・侵襲の有無別の対応

	侵襲あり （軽微な侵襲を除く）	軽微な侵襲	侵襲なし
介入研究 医療介入あり	投薬・治療医療機器・ 手術等 同意◎（文書） 審査○（本審査） 事前登録○ モニタリング・監査○	看護ケア・リハビリ等 同意◎（文書） 審査○（本審査） 事前登録○	食品・運動負荷・ 保健指導等 同意◎（口頭同意可、要記録） 審査○（本審査） 事前登録○
観察研究① 生体試料あり	CT・PET等による検査 同意◎（文書） 審査○（本審査） 事前登録×	少量採血や被爆・MRI等 同意◎（文書） 審査△（迅速審査） 事前登録×	尿・唾液等の採取 同意◎（口頭同意可） 審査△（迅速審査） 事前登録×
観察研究② 生体試料なし	（ほぼ想定されない） 同上	精神的苦痛を伴う アンケート等 同上	通常のアンケート インタビュー・観察等 同意△（オプトアウト可） 審査△（迅速審査） 事前登録×

らです。自らの意思で治療方法の選択ができないような状況（ランダム割付）で行われる治療行為は、通常医療の実施状況とは大きく異なるため、保険診療の範囲であっても介入研究だと判断されます。

　注意しなくてはいけないのは、明らかな医療行為である投薬や手術施行とは異なる看護ケアや食事指導・服薬指導などであっても、それらによって研究対象者の行動や健康状態の改善を観察評価するような研究であるならば、介入研究として取り扱われることになるということです。またマッサージやアロマオイルの匂いを嗅ぐといった全く侵襲性がない「研究処置」の効果を評価するような研究も「介入研究」に該当します。一部の医療系学部の講座で行われているこのような「非侵襲性の研究介入」を行う研究を介入研究と理解せずに申請しているケースがあります。そのような研究の責任者は、本来の介入研究で求められている生命・医学系指針上の対応ができていない場合があるため、倫理委員会事務局による指導が重要です。

　これら介入研究はすべて倫理審査においては「本審査」を受けることになります。そして介入研究は必ず研究計画の事前登録が生命・医学系指針では求められています。事前登録を行わずに介入研究を行った場合、生命・医学系指針に準拠した研究とは認められないため、学会発表の演題申し込みや論文投稿の際、受理されない恐れがあります。適切に事前登録を行った研究であれば、登録したデータベースの ID が発行されているはずです。事前登録をしていない介入研究で、学会発表の演題申し込みや論文投稿を行ったため、学会事務局や論文査読者から登録 ID の提示や追記を求められ、回答に窮するなどということは容易に想像できます。そのような残念な状況にならないよう、自身の研究が生命・医学系指針の 9 分類（**表 1**）のどこに該当するのかを十分に理解しておくことが重要です。

扱いの分かれる観察研究

　医療介入を行わない観察研究の場合、研究の中での血液などの生体試料の採取の有無が本審査か迅速審査かを分けます。特に CT や PET などの比較的被爆の多い検査の実施が予定されている場合や、通常行われる診察・検査に追加して多量の血液の追加採取が実施される場合、「侵襲性のある生体試料の採取を伴う観察研究」と解釈される可能性があります。そのような研究の倫理審査では本審査が求められます。それ以外の観察研究——少量の採血にとどまるものや尿や唾液の採取など「侵襲性を伴わない生体試料の採取」を行うもの——は、「軽微な侵襲」あるいは「侵襲を伴わない」観察研究として迅速審査の対象になります。

明確に説明できるか

　倫理審査が「本審査」となるか「迅速審査」となるかによって、研究申請者の事務的な負担は大きく違ってきます。できれば迅速審査で対応してもらいたいというのは研究者の本音ではないでしょうか。介入研究や明らかな侵襲性のある生体試料の採取があれば本審査での審査となりますので、初めからそのつもりで準備をすれば間違いありませんが、実際の倫理審査の現場では「迅速審査」とするか「本審査」とするかが明

確に線引きできない、いわゆる"グレーゾーン"の研究が多くあります。そのような研究では、どちらの審査方法が適切であるかは研究者自身と倫理審査を行う側で解釈が分かれる場合があります。

　そこで重要なことは、研究申請者が自身の研究は迅速審査が適用されるべきだと考えた場合には、その理由を明確に説明できることです。研究機関によっては、倫理審査委員会の審査申請の様式の中に迅速審査での審査を求めるための様式が準備されているところもあります。その記載の中で、当該研究は迅速審査の対象であるという理由を科学的・倫理的側面からしっかりと説明できることが重要です。

2　審査実施の流れ

まずは期限を守ろう

　倫理審査の申請をするに当たって重要なことの一つは、審査の申し込み期限を適切に守ることです。これについては第3章で倫理審査委員会の事務局の責務として書いたとおり、臨床研究を始めるに当たり、最初の倫理審査に関する決め事も守れないような研究者が、適切な倫理感を持って実際の研究を実施できるとは思えません。「一事が万事」という言葉があります。事務局は毅然とした態度で、申請の決まり事を守る姿勢を研究申請者に対して求めるべきだと考えますし、研究申請者もまずはそこが始まりだと自覚するべきです。

審査の流れ

　臨床研究の倫理審査の申請が受理されると、いよいよ審査を受けることになります。本審査の実施方法の詳細については、それぞれの研究機関によって異なると思いますが、多くの研究機関では、事前に倫理審査委員会の各委員には審査申請資料が配布され、委員は前もってその資料に目を通していることになっていると思います。そして本審査の議事進行の中で、研究申請者から研究内容に対する概要説明が行われ、その後、研究計画書や説明文書などへの質疑応答などを行うような流れで進むものと思われます。

口頭での長い「補足説明」は不要

　長年倫理審査委員会の委員をしていると、研究内容の概要説明や質疑
応答の回答の際、研究計画書の中に書かれていない内容を長々と説明す
る研究者に遭遇することが多々あります。倫理審査委員会での研究申請
者の概要説明の時間は、何十ページにも及ぶ研究計画書等の申請資料を
“要約して説明する時間”であって、ダラダラと弁舌をふるう時間では
ありません。

　倫理審査委員会の委員は、文書として提出された研究計画書や説明文
書などの審査申請資料の内容に基づいて承認等の判断を下すものです。
倫理審査委員会の席は、そうした申請資料の記載内容の補足説明や質疑
を行うための場であって、研究計画書に書かれていない内容を倫理審査
委員会の席で長々と口頭説明しても、それは結局、研究計画の承認等の
判断材料となる文書・資料に代わるものとはならないばかりか、文書と
して事務局保管の資料に残るものでもありません。

　また、倫理審査委員会は、行われた委員会における審議の議事録や審
議結果を文書で記録し適切に保管することが求められています。委員会
中に交わされた質疑応答の内容は適宜要約されながらも公式な記録（議
事録）として残されますが、研究申請者により長々と口頭で行われる
“補足説明”は記録に残るものではありません。本来その説明内容は、
研究計画書等に記載されているべき内容です。したがって、このような
長々と口頭で補足説明を行う研究申請者に対しては、その口頭説明した
内容を研究計画書や説明文書など公式な申請資料に追記し、それを申請
資料として“再提出”して“再度審査を受けること”を倫理審査委員会
の結論とすることになります。

　中国のことわざに“怠け者は二度仕事をする”という言葉があるそう
です。倫理審査委員会の席で長々と口頭説明するような内容が最初から
申請資料に記載されていれば、資料の再提出という“出直し”を食らう
ことはなかったはずです。このように、初めの段階で十分な内容を記載
することを“怠けた”ために、出直しという“二度目の仕事”をする羽
目に陥るというのが、このことわざの意味するところなのだと思いま

す。

3 オプトアウトの適応

　先程説明した倫理指針での臨床研究の9分類を改めて見てください。生体試料の採取のない観察研究で、研究対象者に対する侵襲のないものが右下に分類されています。その中の同意に関する内容を見てみると“オプトアウト可”と書いてあります。

　オプトアウトというのは、研究の対象となる人のほとんどすべてが同意するであろうと考えられるような場合に、研究の内容を通知・公開するとともに、研究協力を拒否する機会を適切に与えることによって、“拒否がなければ同意と判断”し研究を実施するというような方法です。後方視的に行うカルテ調査などの研究の場合にこのオプトアウトの使用が可能となります。

　このような同意取得による研究は、かつては倫理審査委員会への付議を不要とする研究でした。「臨床研究に関する倫理指針」が「疫学研究に関する倫理指針」と2本立てに存在していた時代に、無記名のアンケートによる研究などに倫理審査は必要ありませんでした。しかしながら、そのような研究を学会発表や論文投稿した際、学会事務局や査読者から当該研究が倫理審査を受けていないことを理由に受理されないという問題事案がいくつか発生したそうです。それを受けて2014（平成26）年に臨床研究指針と疫学研究指針が統合改訂された際、このようなアンケート調査の研究についても倫理審査委員会での審査（迅速審査）が求められることになりました。これにより、現在はあらゆる臨床研究が、「本審査」か「迅速審査」のいずれかの倫理審査を受けることが求められ、研究の研究計画書は必ず作成することが必要になりました。

　2017（平成29）年2月に改訂された倫理指針では、その前年に行われた個人情報保護法の改正に伴い、研究の中での個人情報の取り扱いが厳

格になりました。特にカルテ情報など診療録（病歴）を取り扱う後方視的研究では、オプトアウトを適切に行うことにより、個別の同意取得を行わずに研究を実施することが引き続き容認されたものの、オプトアウトによって通知・公開する研究内容の文章中に、当該研究で取り扱う個人情報の内容と個人情報を取り扱う研究組織や代表者を明記することが求められるようになりました。オプトアウトでの研究内容の通知・公開の文章は、医療機関の掲示板やホームページなどで公開されるものと思われますが、その内容については、個人情報保護法ならびに現行の生命・医学系指針の規定を満たしたものでなければいけません。

4　研究計画書に研究の詳細な記載が必要な理由

(1)　研究の共通理解や共通認識のために

　生命・医学系指針では、臨床研究の計画書に記載するべき25項目を提示することにより、詳細な内容が記載された計画書の作成を求めています。

　臨床研究は、1人の研究者のみで行うことは非常に稀であり、複数の研究者とともに共同で行っていくことが普通です。そのような実施状況や背景を考えると、すべての共同研究者が研究計画書の記載に基づき、研究の共通理解や共通認識をもって研究という作業を遂行していくことが質の高い研究を行っていくためには必要になります。研究の作業内容や作業工程が書かれた研究計画書は、いわば研究の設計図です。誰がやっても同じ作業となるように詳細に書かれている必要があります。

　研究計画書の記載内容に不備があった場合には、研究者ごとに成果物である結果の評価に差が生じ、適切な結果が得られないという状況に陥る危険があります。すなわち、研究対象者の選択・除外基準が不明瞭であれば、適切な研究対象者を選定することができません。さらには選択した研究対象者に対して行う割付や医療介入、評価・観察が正しく行われなければ、適切な研究の評価ができません。

　わかりやすい例で説明しましょう（かえってわかりにくくなってし

まった場合はお許しください）。ある人が「日本の怪獣映画に出てくる有名な怪獣を作ろう」と言ったとします。共同作成者はその言葉を受けてある怪獣を作ってきました。完成した作品を見て企画者は言います。

「私は“ゴジラ”を作って貰いたかったのに、なんで“キングギドラ”なの？　首だって３本もあるし、全然違うよ」

「え⁉　だって日本の有名な怪獣といったらこれ（キングギドラ）でしょ！」

企画者は説明が不十分であったことを反省し、改めて“ゴジラ”の作成を依頼しますが、また問題が発生します。

「確かに“ゴジラ”だけど素材が違うよ。金属でできた“メカゴジラ”じゃん。生身のゴジラにしてよ……」

三度目の正直でようやく生身のゴジラが完成しますが、良く見ると“勝手なこと（背びれを大きく）”をしていました。企画者からの説明が不十分で不明確だと、このように何度説明しても求める結果が得られないことになってしまいます。

臨床研究でこのような事態は避けなくてはいけません。さすがに整形外科疾患（ゴジラ）の症例を検討する臨床研究で、間違って眼科（キングギドラ）の症例を組み入れることはないでしょう。しかし、例えば喘息の症例で行う研究で、選択基準や除外基準の記載が不明瞭であった場合、誤って閉塞性肺疾患（COPD）の症例が組み入れられてしまう可能性は、整形外科のケースよりはありそうです。研究に伴う介入方法や評価方法によっては、喘息症例とCOPD症例の混在により結果に影響が出てしまう可能性があります。研究対象疾患という“素材”が間違ってしまうと研究は成り立たなくなります。

また、時には「勝手なこと」が研究に多大な影響を及ぼします。“勝手に”試験薬の増量・減量をしてしまう。“勝手に”併用薬を処方してしまう。あるいは“勝手に”検査を増やしたり、検査の実施を省略したり……。チームとして研究を行う個々の先生方がそれぞれバラバラなことをしていては、研究全体に大きな支障をきたします。評価結果の大き

なばらつきにより、集計した結果の標準偏差が大きくなって有意差がつかないなどにより、出ることが期待された、あるいは出ていたはずの効果の差が検出できなくなることがあるかもしれません。またその逆に、真理ではない結果が検出されたり、欠測が多すぎて結果の集計そのものが出来なかったりと……。

　このような研究計画書の不備がもとでせっかく行った臨床研究が台無しになったとしたら、研究者も研究対象者も気の毒です。しかもこのような結果は、研究者を信じて協力してくださった研究対象者の厚意を無駄にすること（それは言い換えれば、研究対象者に対する倫理的配慮の欠如）であり、絶対にあってはならないことです。

(2)　リサーチ・クエスチョンの構造化

　京都大学の福原俊一教授は、臨床研究を計画するにあたっては、漠然と思い描いているクリニカル・クエスチョンのコア（芯）の部分を、より明確に描いたリサーチ・クエスチョンにすること（これをリサーチ・クエスチョンの構造化という）が重要であると述べています（福原俊一『臨床研究の道標（みちしるべ）』）。リサーチ・クエスチョンの構造化では、研究のコアとなる要素として、PICO／PECO を設定していきます。それぞれの意味は次のとおりです。

　　P　Patients（Participants）；患者（研究対象者）
　　I　Intervention；介入研究における医療介入
　　E　Exposure；観察研究における要因への暴露（要因の保有）
　　C　Comparison；比較対照
　　O　Outcomes；臨床結果

　これらの要素を、自分の思い描いたクリニカル・クエスチョンから抽出・設定していくことで、研究のコアが構造化されます。これにより研究企画案は、より具体的なイメージが描けることになり、計画の更なる吟味や研究チーム内での協議が可能になっていきます。

　ゴジラの話で例えたような、誤った対象の組み入れ（喘息の研究なの

にCOPDを組み入れた）や共同研究者による "余計なこと"（勝手な試験薬の減量や増量、併用薬の追加や検査の不実施など）が発生し、研究が台無しになってしまわないように、生命・医学系指針では研究計画書に記載するべき25項目の第4項と第5項（第4章表2参照）において、研究の設計図である研究内容についての詳細な記載を求めています。すなわち第4項（④）では「試験の方法及び期間」として研究実施における種々の作業工程の詳細の記載を求め、第5項（⑤）では「研究対象者の選定方針」の明確な特定・記載を求めています。（**表2**）

表2　研究設計図の本幹である4項・5項

④　研究の方法及び期間 　　―すなわち Intervention（研究にともなう介入）と Outcomes（評価項目） 　　　の詳細が書かれた項 ⑤　研究対象者の選定方針 　　―すなわち Participants（研究対象者）と Comparison（比較対照）の選 　　　定方法の詳細が書かれた項 　　―観察研究の場合、Exposure（要因への暴露や要因）の保有の特定 　　―選択・除外基準

　このような明確、詳細な記載は、まさに構造化されたリサーチ・クエスチョンの PICO／PECO の詳細を書き広げる行為です。計画した研究のコアである PICO／PECO を、すべての研究チームのメンバーが適切に理解するためには、それぞれ個別の要素について、詳細な記述が必要です。研究計画書第4項、5項を記述する際には、研究のコアである PICO／PECO をさらに書き広げ、種々のバイアス（選択バイアスや観察・評価バイアス他）や交絡因子の混入、必要症例数など計画の科学性や、介入内容や観察項目、研究に伴う制限（併用薬制限や行動制限）といった倫理性（研究対象者に与える負担など）などの詳細を決定していきます。前述したように、より詳細な計画内容の記述は研究協力者間の理解や作業のズレを最小化し、研究の精度を高めることに寄与します。

(3)　3つの目標をクリアできるように

　実施計画の詳細を定めていく過程において、医学研究を行う際に必要とされている3つの目標（外的妥当性の保証、内的妥当性の担保、精度の確保）がクリアできるように考慮することが重要です（**図1**）。

外的妥当性の保証

　苦労して実施した研究は、その結果が研究結果を当てはめるべき集団（母集団：社会）に外挿（一般化：フィードバック）されることで医療の発展に寄与します。それがなければ研究を行う意義が薄れてしまいます。そのためには、母集団の代表として、実際に研究に組み入れられる標本集団が適切に選出されることが重要です。そうしないと、研究結果を社会にフィードバックすることができませんので、外的妥当性の保証が重要であることは容易に理解できます。

内的妥当性の担保

　研究の中で行う評価の比較が適切に行われているか（内的妥当性が担保できるか）という点も重要です。研究で比較する群への割付が適切に

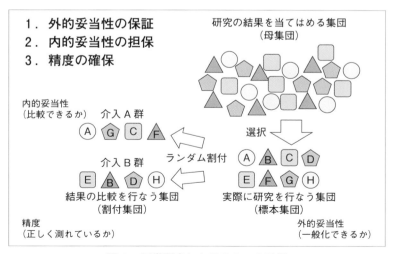

図1　医学研究における3つの目標

行われていなければ、そこから得られる結果を信用することができません。例えば図1では標本集団から割付けられた2つの群（AとB）には、丸（○）や三角（△）、四角（□）など、異なる特徴を有する個体がそれぞれ一様に割付けられています。割付を研究者が恣意的に行うなどの選択バイアスが生じたことにより、ある特徴を有する個体が一方の群に偏って割付けられてしまうと、その研究で比較して得られた結果の信頼性が低くなってしまいます。結果を信じることができない研究は科学的に意味がありません。そうならないために、選択バイアスや交絡因子の混入が起こらないように、また公平な割付となるように、ランダム割付を採用するなど十分に吟味した計画の立案が重要であり、研究実施者間（研究チーム内）でも研究計画書の記載に準拠した研究対象者の適切な割付が重要になります。

精度の確保

そして割付が正しく行われた場合であっても、研究内での評価・観察が正しく行われていなければ意味がありません。個々の観察・評価の精度が確保され、信用できる結果であることが重要です。研究実施による結果の比較や解釈は、個々の観察・評価によって得られる結果を積み上げ蓄積していくことで行われます。適切な研究結果は、精度が確保された個々のデータの観察・評価のもとでしか得られないことは自明です。

これらの重要な3つの目標を達成し信頼性の高い医学研究を行うために、詳細な研究計画書が準備されることが重要です。同時に、研究実施の可否を判断する倫理審査委員会にとっても、研究計画の科学性・倫理性の吟味・判断には研究内容の詳細な情報が必要となります。

生命・医学系指針の記載によれば、倫理審査委員会の責務は、審査の申請が出された研究に対して「倫理的観点及び科学的観点から研究実施の妥当性を審査すること」となっています。そのような審査を行うためには、提出された研究計画書ならびに説明文書の記述が詳細であることが必要不可欠です。

　記載が不十分な研究計画書は倫理審査の判断材料としては不十分なので、倫理審査委員会が研究申請者に適切な内容の追記をした上で再度審査の申請をするよう求めるのは当然のことと思います。加えて、そもそも不十分な記載の研究計画書では科学的に妥当性のある適切な研究は実施できません。科学性に劣る研究は実施すること自体が非倫理的行為ですので、倫理的観点から考えてそのような研究の実施に倫理審査委員会として承認を出すことはできません。適切に書き直し、出直してもらうしかありません。

5　倫理審査委員会の審査のポイント

(1)　科学的妥当性

科学性無き研究は実施そのものが非倫理的

　臨床研究実施の大原則は「科学性無き研究は実施そのものが非倫理的」です。そのため「とりあえずやってみる」的な研究は許されません。人間を対象とする医学研究の倫理的原則を記したヘルシンキ宣言でも第21項において「人間を対象とする医学研究は、科学的文献の十分な知識、その他関連する情報源および適切な研究室での実験ならびに必要に応じた動物実験に基づき、一般に認知された科学的諸原則に従わなければならない。研究に使用される動物の福祉は尊重されなければならない」として、臨床研究実施の科学的妥当性を明確に求めています。

　倫理審査委員会では、審査申請された臨床研究を実施することの科学的妥当性を、提出された研究計画書の記載の中から読み解いていくことになります。具体的には、研究計画の科学性妥当性は、生命・医学系指針で求められている研究計画書に記載するべき事項の第3項「目的及び意義」と第6項「科学的合理性の根拠」に詳細に説明されているはずですから、そこを見ていきます。

研究の目的と意義

　臨床研究を行う場合、その研究計画に至った経緯や背景となる状況が必ず存在します。現在の医療状況での疑問や問題点からクリニカル・ク

エスチョンが生まれ、それを詳細に検討し改善を目指すことを目的とするなど、臨床研究実施を企画するに至った経緯が必ずあるはずです。それ無くして臨床研究などをやろうと思うはずありません。したがって、当然研究企画者は、現時点でわかっていることや明らかにしなければならないこと、すなわち企画した研究を取り巻く過去から現在にかけての情報を十分に理解していることが求められます。その上で、今回新たに計画した臨床研究によって見出そうとするもの（目的）が設定されているはずです。以上のような内容が、研究計画の科学的妥当性を説明するために必要となるものであり、研究計画書の「目的及び意義」に詳細に記載されるべきものです。そうでなければ、研究目的も科学的妥当性も何もあったものではありません。

科学的妥当性が貧弱な研究計画書

加えて、第6項では、研究を実施することによってもたらされる社会的価値（第3章にて説明したWHOが提唱する研究倫理8原則のSocial Value：表2）、つまり、研究がもたらす医療への貢献や期待について記載することになります。倫理審査委員会は提出された研究計画書のこれらの記載から、申請された臨床研究を実施することの科学的妥当性を判断していきます。

時にこの「実施の科学的妥当性」の記述が極めて貧弱な研究計画書に遭遇します。そのような研究計画書は、臨床研究の実施を計画しているにもかかわらず、研究で実施する医療介入の作用機序や想定される有効性の根拠の記述が不十分で、なぜヒトを対象に試験を実施するのかの根拠も希薄です。こうした研究計画書で実施されるのは、いわゆる「とりあえずやってみよう」式の研究であると言えます。

研究実施の科学的妥当性に関する情報の多くは文献から得られるものですが、科学的妥当性に関する記述が貧弱な研究計画書の中には、それを作る研究者が参考論文をまともに読んでいない（読めない？）せいか、研究の背景自体が怪しいものが見受けられます。

　また、研究実施計画の準備や倫理審査委員会への対応を部下に丸投げしている研究者もいて、倫理審査の場への出席が若手研究者のみで、研究説明や質疑応答も要領を得ないものになってしまうこともあります。

　このような場合は審議にならないので、当該審査は保留とせざるを得ません。次の再審査で上級研究者の出席がなければ審議できないどころか、実施体制（研究内容の理解、研究指導体制等）に不安要素が極めて多いとしてその研究計画は承認しないという判断になります。大学院生の研究として臨床研究が行われる場合、研究計画書の作成や倫理審査委員会への対応を教育的な意味から大学院生が行う場合があることは理解できますが、最終的な責任は上級研究者が持つべきなのは当然であり、「丸投げ」するような上級研究者の姿勢は教育者としての資質を疑います。

研究計画の科学的な質の担保

　研究の結果があまり科学的な意義をもたらさない、あるいは相当程度の確率で研究の失敗が予想されるような研究計画の場合、例えば明らかな交絡やバイアスの混入が認められるような場合には、その研究を実施すること自体が研究対象者に対して不必要な不利益を無意識に与える可能性が危惧されます。そのような研究の実施に待ったをかけることは、研究の科学的妥当性を確保することですが、そのまま研究対象者を守る倫理性の確保にもつながります。

　倫理審査委員会には実施される臨床研究の科学性を守るという使命もあると考えます。一つの臨床研究の科学性を守るということは、エビデンスを正しく作ることにもつながります。エビデンスは一つの研究で完成するものではなく、多くの研究の蓄積により作られるものです。エビデンスを構成する個々の研究は質の高いものであることが重要です。研究の審査の過程で研究の科学性を正しい方向に導くことは、そこから作られるエビデンスの質を守ることに通じます。

　科学性に疑問があるような研究計画に対しては、倫理審査委員会の委員は適切な科学的議論に基づいて研究計画の不備について指摘し、計画

の再考を助言することが重要です。また科学性を重要視するなら「承認しない」と判断する勇気を倫理審査委員会には持って欲しいと思います。

倫理審査委員会は諮問機関

ここで注意すべき点があります。倫理審査委員会の委員は、申請された計画に対する審議の中で、研究計画等に対する助言（意見を言うこと）はできるものの、指示ができる立場ではないということです。ですから、例えば委員自身の研究のアイデアを申請者に対して強く進言し、計画変更の指示をする委員がいたとなると問題です。倫理審査委員会は諮問機関であって決定機関ではありません。

研究実施の許可は研究機関の長が行うものであって、倫理審査委員会は審査の結果、意見を依頼者（諮問者）である研究責任者に答申する立場です。そのため研究方法などの助言はできても変更指示をする立場にはありません。

多様なメンバーによる審査とは

さて、倫理審査委員会においてこのような科学的議論に基づく審査を行うためには、倫理審査委員会の委員自体に高い科学性があることが必要です。そうでなければ申請者の研究説明の理解や適切な議論が出来ません。倫理審査委員会の構成員には医療を非専門とする委員が求められますが、医療を十分に理解した委員も重要です。申請された研究の科学的審査が多面的に行われるためには、様々な医学領域から委員が求められており、多くの倫理審査委員会では医師のみならず、薬剤師、検査技師、看護師など多くの業種の委員で構成されます。さらには大学や大きな病院では、臨床研究が実施される診療科も多岐にわたることから、医師委員も内科系・外科系や臨床系・基礎系など様々な分野から選ばれます。このような多様な構成メンバーとなるのは、研究の科学性を守るため、偏らずに多面的に審議しようという理由からです。

臨床研究の内容には専門的な部分が多いため、各委員は自身の専門と

審査する研究との領域が異なる研究内容に対しては、意見を述べること
を遠慮してしまうときもあると思います。一方で、「主目的が不明瞭な
研究」や「欲張りな研究」計画については、たとえ自身の専門領域でな
くても、"違和感"を感じる場合もあると思います。例えば、研究計画
書の記述内容が不十分で、説明が言葉不足のため研究を実施する意義が
見出せない、あるいは検査項目や研究対象者の人数や群別数が多く設定
され過ぎていて、「ちゃんと最後まで出来るのだろうか？」と不安（心配）
に感じるような場合です。こんなときは、委員会の審議の場で積極的に
申請者（研究代表者）に思いのたけを質問するべきです。

　多くの場合、委員の漠然とした不安感は的中し、そのような研究はそ
のままの状態では完了できず塩漬けになるか、途中で断念せざるを得な
い状態になるなど、研究が完遂できない場合が多いという印象を持って
います。

質の低い研究が通ってしまうことの弊害

　時に研究者自身が自分の研究の不備に途中で気付き、計画の変更を申
請することがあります。そのような研究の一部には、変更前と変更後で
研究対象や介入、評価方法が厳密に考えると差異が生じてしまい、変更
前後で症例を合算することの妥当性が疑しいものもあります。

　しかし途中の計画変更が研究対象者への負担の増加に当たらないなど
の理由から、迅速審査で処理されてしまう場合が多く、あとは倫理審査
委員会の与り知らぬところで研究としての質が落ちたまま研究は進むこ
とになります。結局のところ、このような研究では、変更前であろうと
後であろうと、研究に参加してくれている研究対象者の御厚意にそむく
こととなってしまうことになります。このような質の低い研究が実施さ
れることは、それ自体が非倫理的であり、さらに倫理審査委員会が研究
の科学性とともに倫理性も守ることが出来なかったことを意味します。

(2)　倫理性
一般委員の指摘の意味するところ

　臨床研究の審査を医療関係者ばかりで行うと、どうしても議論が医療

者寄りになってしまうことが危惧されます。医療関係者にとっては日頃当たり前のように行っているルーチン業務が、一般的な立場からは立派な医療行為であることが多くあります。診察上で行う採血の際に 5 mL ほど研究用に多く採血をするといった場合では、「新たに針を刺すわけではない」という医療側の感覚と一般の認識は異なります。このように、医療側の立場に偏ってしまう危険性を是正し、研究対象者の感覚に基づき研究計画を審査するには、一般的な立場の倫理審査委員会の委員は重要、かつ必須の存在となります。

　一般委員が、実施計画の科学的（医学的な専門領域）な内容を詳細に議論することは難しいと思いますが、一般人として、ある意味感覚的であってもどんどん質問するべきと思います。多くの場合、その指摘や質問が理由で計画内容の変更がなされることは少ないと感じますが、倫理審査委員会の委員や研究申請者にとっては、一般の立場での医療に対する認識や感覚は大変勉強になりますし、当該研究の実施中の研究対象者への対応や今後に計画する臨床研究への応用に役立つものになります。また、倫理審査委員会の委員にとっても、説明文書の記載や研究対象者への負荷や負担に関する一般認識の理解に生かすことが出来ます。

　「一般委員は説明文書だけ読んでくればいい」と思うのは大きな間違いであって、一般委員だからこそ研究計画書の記述に切り込んで質問してもらいたいと考えます。研究申請者は適切にわかりやすく委員会の席で一般委員からの質問に回答することが、実際の試験実施中の思いもよらぬ研究対象者からの質問への対応にも生きると考えます。
　逆に言えば、病気になっているわけではない倫理審査委員会の委員からの質問に対して解りやすく適切な説明ができない研究者が、病気で不安な気持ちから発する研究対象者の質問にまともな対応ができるとは思えません。研究者の研究に対する理解や研究者としての資質を確認する意味でも、一般委員からの研究内容に対する率直な質問の意味するところは大きいと考えます。

　説明文書の記載は、一般の人でも理解できるような「平易な表現」を用いることが求められています。どうしても医療側の立場や理解で作成された説明文書には、説明に用いる用語に医学的表現が多くなりがちです。そのような単語や表現に対して理解しにくいと指摘することもとても重要です。

外れた議論にならないように

　その一方で、一般委員の一部に説明文書の言葉尻（てにをは）を細かく（しかも大量に）指摘する状況が見られます。文章の作成は個人差があるため、表現の好みの問題もあります。研究者は、実際の説明の際には説明文書をそのまま朗読するわけではありません。実際の同意説明においては、説明文書の記載内容を超えて、更なる補足説明を加えながら研究内容を説明していきます。

　倫理審査に要する時間は限られています。従って、一般委員の細かな言葉尻のみの修正の指摘に、貴重な審議時間の多くを費やす余裕はありません。細かな言い回しの指摘については事前に文章での提出を準備することが、貴重な審議時間の有効活用になると考えます。
　同様に、説明文書に書かれている研究内容の説明の順番やレイアウトに意見をいう委員も見受けます。このような指摘は、研究の科学性や倫理性に関係の薄い、個人の好みやセンスの問題です。逆に言えばその委員からの指摘が研究対象者に受け入れられるかどうかは、同じく個人の好みによるものがあります。そのような主張は倫理審査委員会の中で行うべき議論からは外れたものであって、控えるべきと考えます。

(3)　個人情報を守る実施体制

　臨床研究は医療介入による治療効果等の比較・検討を行う介入研究が代表的なものである一方で、既存の診療情報を後ろ向きに詳細に解析することで、ある特定の病態や経過に影響する要因を明らかにすることを目的とした、いわゆる「カルテ（診療録）調査」と呼ばれる「後方視的研究」も多岐にわたり活発に行われています。この「後方視的研究」を

行う際、取り扱いが厳格になった個人情報保護の観点から注意するべき点があります。

　診療録には、当該患者の疾患や病態の過去や現在の記録はもちろん、将来の診療方針などが書かれています。後方視的研究は医師のみが実施するものではありませんが、医師以外の医療者（薬剤師や看護師など）が研究を理由にして、当該患者の治療の責任を有する受け持ちの医師の許可なく診療方針が記載されている診療録を見ることは問題ではないでしょうか。

　最新の個人情報保護法では、病歴は「要配慮個人情報」として位置づけられ、学術的な臨床研究での使用であってもその取り扱いには十分な配慮が求められています。研究者が、研究のために使用した診療記録の取り扱いを不適切に行ったせいで、当該患者の病歴のみならず治療方針までが外部に流出したら大変です。診療録を用いて行う後方視的研究においては、当該診療科の医師が研究分担者に入っていることが適切だと考えます。筆者の施設の倫理審査委員会では、研究実施体制として必ず取り扱う診療録に関わる医師が加わっていることを求めています。診療における責任者である医師が分担研究者に加わることで、医師ではない医療者が行う後方視的研究実施の際の個人情報（医療情報）の取り扱いの意識が高まり、取り扱いの不備による研究対象者へ不利益の発生を防ぐとともに、研究者も守ることにつながることが期待できると考えます。

⑷　jRCT 等への事前登録：公表バイアスの発生予防

　介入を伴う臨床研究は、薬学領域の研究としてはあまり多くは行われていないかもしれませんが、生命・医学系指針ではすべての介入研究に対して、事前に研究計画の登録を行うこと、そして結果を公表することを求めています。計画の登録先として、生命・医学系指針では「厚生労働省が整備するデータベース（Japan Registry of Clinical Trials：jRCT）等の公開データベースに、当該研究の概要をその実施に先立っ

て登録し、研究計画書の変更及び研究の進捗に応じて適宜更新しなければならない。」と記述しています。倫理審査委員会の事務局の業務として、申請された臨床研究が生命・医学系指針で事前登録を求める研究に該当する場合、計画の事前登録が適切に行われていることを確認することが重要であると第 3 章 2 の(2)の「適切な研究であるための要件確認：臨床研究の登録の確認」の項で述べました。これは生命・医学系指針で求めている事前登録が適切に行われていないせいで、せっかく実施した研究が学会発表、論文投稿で受理されず、業績にならない事態に陥ることを回避するためにも重要な業務となります。

　筆者は介入研究の投稿論文の査読を行った際、初稿の記述に事前登録を行っている旨の記述がなかったことから、査読の指示として事前登録を行ったデータベース名と登録 ID を論文内に追記することを求めた経験があります。しかし、その論文は取り下げになったため修正稿は提出されませんでした。その他にも多くの指摘事項があったため、修正投稿がなされなかった理由に事前登録の件が直接関係あるかは定かではありませんが、生命・医学系指針で求められ、昨今の学会発表でも事前登録実施が明確に演題申し込み時の必須要件になっていることを考えると、初稿の時点で事前登録に関する記述があって当然と考えます。

　倫理審査委員会の指摘が研究者を守るという観点で言えば、倫理審査の時点で事前登録の完了を確認することや、「承認後速やかに登録する」との約束（条件）の上で承認した研究に対しては、登録 ID を後日提示させ、登録の事実確認をした後に改めて承認を出すという厳格な姿勢を倫理審査委員会が示すことはとても重要なことだと考えます。後になって、研究結果を公表する時点において "未だに" 事前登録を "失念していた"（確信犯ではなく、あくまで忘れていたものと善意に捉えるのであればですが）ためにせっかくの研究結果が不遇な扱いを受けることの回避に大きく寄与することになります。

　生命・医学系指針では、事前登録は最初の研究対象者が研究に関連す

る観察・評価を受ける前に完了していることが求められています。ところが実際には「事前登録をし忘れて、研究が既に始まっているのですが、今からではダメ（遅い）でしょうか？」という相談を受けることがあります。結論から言うと、適切ではありませんが、絶対にダメ（手遅れ）ではないと理解しています。

　アカデミアで実施される臨床研究の多くが登録されている UMIN（University hospital Medical Information Network：大学病院医療情報ネットワーク）のデータベースを閲覧すると、実際の試験実施時期と研究登録日との時系列が逆転しているものが存在します。しかし、事前登録の本来の目的・意義を考えた場合、たとえ時系列が逆転していても、登録をすることは研究の科学性を担保する意味では正しい行為だと考えます。エビデンスは多くの研究の蓄積によってつくられていくものです。そのため、ネガティブな結果であっても適切に公表されることが「公表バイアス」を小さくすることにつながり、正しいエビデンス構築に寄与します。その意味においては、登録が遅れてしまったとしても研究の科学性の観点からは、可能な限りの善処をしたものと考えていいのではないかと思うからです（倫理的には議論はありますが……）。

　加えて、計画の登録をするということは、実施する研究の計画内容を明確に公表することでもあります。医療において何かが"効いた・効かなかった""治った・悪化した"など、社会に対してインパクトのあるメッセージを研究結果として発信する場合、その結果がどのような方法によって得られたものであるのかを正しく知り、評価することは非常に重要なことです。どのような目的で、どのような対象に、どのような処置（介入）を行い、何を評価する研究なのか？　そしてその結果はどうであったのか？　研究計画の内容がデータベースに登録・公表されることにより、ある研究者からの医療的なメッセージの成り立ちを第三者が吟味することが可能となり、正しい情報の社会発信に寄与すると思われます。

　研究計画を生命・医学系指針で求められているデータベースに登録を

することにより、他の研究者がその登録内容を吟味・考察することを可能にします。そして、データベースを閲覧した研究者は、公表されている様々な研究計画やその結果を自身の研究計画の参考にすることが可能になります。そこから新たな研究アイデアや研究への工夫が生まれます。それが新たなエビデンス構築のための医学研究の実施、そして更なる医学の発展につながることが期待されるのです。

倫理審査委員会が、審査する臨床研究（特に介入研究）の事前登録と結果の公表を厳密に守らせることは、研究に参加してくれる研究対象者のみならず研究者を守ることにもなります。それが新たなエビデンスの構築支援になり、ひいては医学の発展につながるわけです。

(5)　議事進行：委員長のお裁き

「十人十色」という言葉がありますので、10の倫理審査委員会があればそれぞれ審査の進行状況も異なります。しかし、どの委員からも発言がなされない委員会では、適切な審議が行われたのか疑問が残ります。そのため倫理審査委員会での審議状況を明らかなものとするため、議事録の作成と公開が求められていることは3章で説明しました。

倫理審査委員会は委員長の議事進行により進められるため、委員長には議事進行の手腕が問われます。例えば、委員からの質問を受けずに、独りよがりの発言を延々と続ける委員長では、委員会としての意見集約が難しいでしょう。一方で、多くの委員からの意見を聞くタイプの委員長であっても、それだけでは審議が的を射ない雑駁なものとなってしまい、やはり委員会としての意見をまとめるのは難しいと思います。いずれにしてもこのようなタイプの委員長は議事進行能力に欠けると言わざるを得ません。

倫理審査委員会は多岐にわたる領域や異なる専門性を有する委員により構成されています。委員長は、提出され審査が求められる臨床研究のすべてを完全に理解し、自身で判断する必要は当然ありません。倫理審

査委員会の多様性に富んだ委員構成を理解し、適切な委員から適切な意見を引き出すといった"手綱さばき"が重要な仕事であると考えます。委員長には委員からの質問や意見を適切に引き出しつつも、それらをまとめ、審議の結果として落とし所を見出す能力が必要だと考えます。

　時に議論が熱くなり、相反する方向性で倫理審査委員会の意見が分かれる場合があります。そのような場合であっても必ず落としどころはあるはずです。例えば、計画内容の変更（修正）を求める意見が委員の一部から出る一方で、そこまで厳格な指示を出すことへの異議が同時に別の委員から出たとします。前述しましたが、倫理審査委員会は実施医療機関の長から研究実施の妥当性について、科学的・倫理的観点から「意見を言う」立場であって、指示や決定をする立場にはありません。加えて、科学は仮説の提示に対して議論を積み重ねていくことにより作られるものです。その意味でもエビデンスは積み重ねであることがわかります。仮説の否定または肯定が正しいかどうかは、本当は誰にもわからないものなのかもしれません。宗教裁判で「それでも地球は動く」と、ガリレオがつぶやいたように、当時地動説は否定されていました。

　倫理審査委員会で審議する臨床研究というものは、まさに仮説を提示しようと計画・企画されたものです。何が正しくて何が正しくないのか明確でない状況において、研究実施を計画・企画した研究者が、自分の仮説を確認する手段の一つとして研究を計画・企画し、実施の可否の審査申請をしてきたものです。その申請内容——研究計画に至った背景認識やその解釈の妥当性とともに、仮説を評価するための研究手法の科学性や倫理性——について、委員の学術的な知識に基づき審議していくことが倫理審査委員会の仕事です。議論の中で相反する意見が出されたとき、正解といえるものが本来ないのですから、どちらか一方にまとめる"ハード"な結論にこだわるのではなく、中間的な落とし所に"ソフトランディング"させることも時には必要です。

　重要なことは、被験者に対する倫理的配慮に関する事項については十

分に議論がなされるように議事が進行されることです。そして"ソフト
ランディング"な結論として、計画の修正・変更までは言及しないまで
も、付帯事項により委員会の議論を最大公約数的に生かすこと、また、
当該施設の研究対象者の人権を尊重した研究の倫理的妥当性を確保する
とともに、研究者をも実施上のトラブル発生から守り、さらには研究の
科学性の確保をも十分に考えた落とし所を委員長が模索することが重要
と考えます。そのためには倫理審査委員会の委員長（議長）にそれ相当
の技量が求められて当然と考えます。

おわりに

　倫理審査委員会が守るのは、研究の科学的合理性や倫理的妥当性だけ
ではありません。不適切な研究を実施することで発生した問題が、研究
者に返ってくる可能性は否定できないため、倫理審査委員会での指摘が
研究者を守ることにも通じることを改めて強調したいと思います。

＜Q&A＞

Q：オプトアウトで研究概要を通知・公開する際、どのような内容を提
　　示すればいいのでしょうか。

A：オプトアウトで重要なことは、研究対象者が、実施される研究内容
　　を正しく理解した上で、自身の医療情報の使用を容認または拒否で
　　きることです。そのため、研究対象者が、自分の参加している研究
　　の背景・目的はもとより、その研究がオプトアウトの研究であると
　　いうことを明確に理解していることが最も重要です。

　　　その上で、当該研究では、研究対象者のどのような医療情報（調
　　査期間となる受診等の期間、調査項目など）が使用されるか、また
　　その医療情報を取り扱う組織や代表者は誰なのかが明確に提示され
　　ている必要があります。共同研究の場合、すべての研究実施施設名
　　と代表者が通知される必要があります。多施設で行う共同研究の場
　　合、個別に全施設を通知する代わりに研究プロジェクトの名称と代

表者の提示や研究体制の詳細が書かれたホームページなどの提示で代用できます。

　なお、研究内容の通知に記載される研究対象者からの質問に対応するための連絡先は、実施施設の倫理委員会の事務局ではなく、当該研究で設定された連絡担当者の連絡先でなければなりません。

Q：UMIN 等に研究実施計画の事前登録をしなくていい場合はありますか。

A：研究結果を公表しないのであれば、研究実施計画の事前登録は不要であると言えなくもありませんが、公表するのが研究の使命ですので、そのような状況は想定できません。

　生命・医学系指針では「すべての介入研究」に事前登録を求めています。観察研究には登録の要件はありませんが、何かの医療行為を行った後の経過を継続的に観察する研究であっても、観察研究に導入するためにその医療行為が意図的に施行されたと解釈される場合、単群（single arm）の介入研究と捉えられる可能性があります。そのようなグレーゾーンの研究を学会発表や論文投稿した際、事前登録をしていない介入研究と判断されることが危惧されるのであれば、自主的に事前登録をしておくことをお勧めします。せっかく実施した研究が、当事者間の認識の違いで業績とならない悲劇をおこさないため、より厳しい要件にあわせておく方がよいと思います。ご協力いただいた研究対象者の方の厚意に報いるためにも、研究が正しく公表されることは重要なことです。

第6章

臨床・疫学研究に関係する法令など

<本章のポイント>

臨床研究等の実施には、治験の分野を対象とする「医薬品、医療機器等の品質、有効性及び安全性の確保等に関する法律」及び「医薬品の臨床試験の実施の基準に関する省令」、並びに、未承認医薬品等の臨床研究等を対象とする「臨床研究法」の他に、「民法」及び「個人情報保護に関する法律」などの一般法の適用も受けます。また、「人を対象とする生命科学・医学系研究に関する倫理指針」等の告示は、法的拘束力はないものの、臨床研究を実施する上で遵守すべき重要な指針です。

1 臨床研究・疫学研究を規制する諸規範

(1) 規範の種類

臨床研究を行う場合、臨床研究等を直接の規制対象とする諸規範のみならず、広く社会一般に適用される一般法の適用も受けます。

そして、臨床研究を規制する諸規範は、大きく①法律、②命令（政令、省令及び規則等）、③行政規則等、④学会等の自主規制等に分類されます。

これらのうち、①及び②は、法的拘束力を有しますが、③及び④は、原則として、法的拘束力を有しません。もっとも、人を対象とする臨床研究及び疫学研究に関係する③及び④は、人を対象とするという特殊性から重要性が高いものと位置づけられています。それでは、①から④について、それぞれ説明します。

① **法律**

　法律とは、国会が制定する法規範です。法律には、広く社会一般に適用される一般法と特定の事項または範囲に適用される特別法があります。ただし、一般法と特別法の関係は、相対的なものになります。

　一般法には、国家統治の基本を定める「憲法」、私人間相互の関係について定める「民法」、犯罪と刑罰について定める「刑法」、個人情報の適切な取り扱いについて定める「個人情報の保護に関する法律」等があります。そして、臨床研究の実施にも、当然に一般法が適用されます。

　臨床研究が関わる特別法には、医薬品等の品質、有効性及び安全性の確保等について定める「医薬品、医療機器等の品質、有効性及び安全性の確保等に関する法律（以下「薬機法」といいます）」、再生医療等を行う医療機関に対する規制について定める「再生医療の安全性の確保等に関する法律（以下「再生医療等安全性確保法」といいます）」、「臨床研究法」等があります。そして、その他にも、医療法や医師法及び薬剤師法など医療資格に関する法律も関わってきます。

② **命令**

　命令は、行政機関が定める法規範であり、法律の委任を受けて、法律の執行に必要な細則を定めるものです。その形式としては内閣が制定する政令（憲法73条 6 号）、各省の大臣が制定する省令（国家行政組織法12条 1 項）、規則（同法13条 1 項）などがあります[1]。

　医薬品の治験に関する命令としては、「医薬品の臨床試験の実施の基準に関する省令」（平成 9 年厚生省令第28号、以下「医薬品 GCP」といいます）があり、医療機器の治験については「医療機器の臨床試験の実施の基準に関する省令」（平成17年厚生労働省令第36号、以下「医療機器 GCP」といいます）、再生医療等製品については「再生医療等製品の臨床試験の実施の基準に関する省令」（平成26年厚生労働省令第89号、以下「再生医療等製品 GCP」といいます）等があります。これら GCP は、薬機法の医薬品等の製造販売承認（薬機法14条）を得るために実施する臨床試験（治験）について定めたものです。

③　**行政規則等**

　行政規則は、行政機関が策定する一般的な法規範です。これは、行政内部における規範であり、国民の権利義務に関係する法規の性質を有しないものです[2]。その形式としては、訓令、通達等があります。公の機関が意思決定または事実を一般に公に知らせる必要があるものは、告示という形式をとることが多くなっています[2]。

　通達は、一般的には、上級行政機関が下級行政機関に対して発する法令解釈の基準です[3]。通達（国家行政組織法14条2項）は、形式的には行政機関の内部関係における規範を定めるための形式であり、国民を拘束する効果はありません[4]。もっとも、通達には、実質的に法律の解釈等の重要な事項が含まれることがあり、軽視することは適当ではありません。臨床研究等に関する通達は、厚生労働省から局長通知または課長通知の形で発せられています。

　告示（同条1項）は、各大臣などの公の機関がその機関の所掌事務について公示するための形式です。告示は、公示を行うための形式であるに過ぎないので、それ自体が法規範としての拘束力をもつものではありません[5]。臨床研究に関する告示としては、「人を対象とする医学系研究に関する倫理指針」及び「ヒトゲノム・遺伝子解析研究に関する倫理指針」がありましたが、令和3年6月30日、廃止され、両指針を統合した「人を対象とする生命科学・医学系研究に関する倫理指針」（令和3年文部科学省・厚生労働省・経済産業省告示第1号）が施行されました。

　ガイドラインは、指針や基準を示すものです。個人情報保護法に関連して、医療情報システムの安全管理に関するガイドラインがあります。

④　**学会等の自主規制等**

　各学会等によって設けられたものがあります。

　以上の内容をまとめると、次の**表1**のとおりです。

表1　規範の種類

			具体例
法令	法（国会）	一般法	憲法、民法、刑法等
		特別法	医師法、薬剤師法、薬機法、臨床研究法等
	政令（内閣）		薬機法施行令等
	省令（大臣）		薬機法施行規則、医薬品 GCP、医療機器 GCP、臨床研究法施行規則等
行政規則等	告示（大臣）		生命・医学系指針等
	通達		局長通知、課長通知、ガイドライン等
	事務連絡		Q&A 等
民間	自主基準		学会の自主規制等

(2)　臨床研究の規制に関する近時の動き

　臨床研究に対する規制についてみると、治験及びクローン技術を使った研究等には、それを規制する特別法がありましたが、それ以外の臨床研究（以下「一般的な臨床研究」といいます）については、規制する特別法がなく、各倫理指針に基づいて臨床研究が実施されていました。

　しかし、平成30年4月、臨床研究法（平成29年法律第16号）が施行され、一般的な臨床研究についても法令によって規制することになりました（**表2**）。臨床研究法については、後記3臨床試験法による臨床研究の規制を参照ください。

　また、医療情報面においては、個人情報保護法等が改正された他、医療分野の研究開発に資するための匿名加工医療情報に関する法律（平成29年法律28号、以下「次世代医療基盤法」といいます）も制定されました（詳しくは、第8章をご参照ください）。

　そして、臨床研究に関する告示としては、「人を対象とする生命科学・医学系研究に関する倫理指針」（令和3年文部科学省・厚生労働省・経済産業省告示第1号）がありますが、令和4年4月1日の「個人情報の保護に関する法律等の一部を改正する法律」（令和2年法律第44号）の施行、「デジタル社会の形成を図るための関係法律の整備に関する法律」（令和3年法律第37号による改正）施行などを受けて、令和4年3月10

表 2　研究の種類と規制法令

研究の種類	臨床研究						
	狭義の臨床研究						治験
	一般的な臨床研究	疫学研究	遺伝子解析研究	生体内遺伝子治療研究	生体外遺伝子研究	再生医療等研究	
規制	臨床研究法、同法施行規則					再生医療等安全性確保法	薬機法
	生命・医学系指針		ヒトゲノム遺伝子解析研究に関する倫理指針	遺伝子治療臨床研究に関する指針		再生医療等製品GCP	医薬品医療機器GCP
	個人情報保護法、次世代医療基盤法等						

日付で「人を対象とする生命科学・医学系研究に関する倫理指針の一部を改正する件」（令和 4 年文部科学省・厚生労働省・経済産業省告示第 1 号）が告示され、同年 4 月 1 日から改正後の指針（以下、改正後の指針を「生命・医学系指針」といいます）が施行されました。

　また、遺伝子治療等臨床研究に関する指針も改正され、平成31年 4 月 1 日、新指針（平成31年厚生労働省告示第48号）が施行されました。

2　薬機法による治験の規制

(1)　治験と GCP

　治験とは、医薬品、医療機器及び再生医療等製品（以下「医薬品等」といいます）について国の製造承認を得るために、人に対し、当該医薬品を投与し、その有効性及び安全性等を確認する臨床試験のことをいいます。

　治験には、医薬品等の製造販売業者が依頼者となって医療機関で実施する企業主導治験と、医師自らが治験を企画・立案して実施する医師主導治験があります（薬機法80条の 2 参照）。

治験については、薬機法に医薬品等の製造販売承認（薬機法14条、23条の2の5、23条の25）及び治験の取り扱い（同法80条の2）等が定められており、それを受けて、医薬品 GCP、医療機器 GCP 及び再生医療等製品 GCP に、治験の実施における具体的な基準が定められています。ここでは医薬品 GCP を例に説明します。

(2) 医薬品 GCP の概要

医薬品 GCP の内容

医薬品 GCP は、日米欧の規制当局と製薬業界の代表から成る ICH（International Council for Harmonisation of Technical Requirements for Pharmaceuticals for Human Use：医薬品規制調和国際会議）で合意された GCP 基準との整合性が図られており、被験者の人権保護、安全性確保、治験の質の確保、データの信頼性確保及び責任・役割分担の明確化等をその内容としています[6]。

治験依頼者の義務

まず、医薬品等の治験依頼者又は自ら治験を実施する医師（以下、両者を併せて単に「治験依頼者」といいます）は、業務手順書（医薬品 GCP 4 条、15条の2）、治験実施計画書（同7条、15条の4）及び治験薬概要書（同8条、15条の5）等を作成し、治験責任医師及び治験実施医療機関を選定するとともに（同6条）、被験者に対する補償措置を講じなければなりません（同14条、15条の9）。

そして、治験依頼者は、厚生労働大臣に、治験の計画を届出ます（薬機法80条の2第2項）。

実施医療機関の長が治験審査委員会の意見に基づいて治験の実施を了承した後に（医薬品 GCP10条）、治験依頼者は、治験実施医療機関との間で、治験契約を文書で締結し（医薬品 GCP13条）、治験を始めます[7]。

また、治験依頼者は、モニタリングに関する手順書を作成し、モニタリングを実施します（同21条、26条の8）。モニターは、モニタリングを行い、治験が適正に行われていないときは、治験責任医師にその旨を報告します（同22条、26条の8）。

　そして、治験依頼者は、実施医療機関がGCP省令等に違反することにより適正な治験に支障を及ぼしたと認める場合には、当該実施医療機関との治験の契約を解除し、当該実施医療機関における治験を中止しなければなりません（同24条、26条の10）。

　治験依頼者は、治験を終了または中止したときは、その結果等を取りまとめた総括報告書を作成しなければなりません（同25条、26条の11）。

　治験依頼者は、治験に関する記録等を、所定の期間保管しなければなりません（同26条、26条の12）。

治験実施医療機関

　治験実施医療機関は、治験審査委員会を設置します（同27条）。そして、治験審査委員会は、治験実施計画書等の文書、被験者の募集の手順に関する資料及び治験責任医師に関する資料等を審査し、治験を行うことの適否その他の治験に関するについて調査審議します（同32条）。

　また、治験実施医療機関は、治験事務局を設置します（同38条）。そして、治験事務局は、治験薬を管理します（同39条2項）。

　さらに、治験実施医療機関は、治験依頼者によるモニタリング及び監査並びに治験審査委員会による調査に協力する義務があり、治験依頼者または治験審査委員会の求めに応じ、治験に関する記録を閲覧に供しなければなりません（同37条）。

治験責任医師

　治験責任医師は、被験者に対し、あらかじめ治験の内容、効果及び副作用等の不利益等について文書により適切な説明を行い、文書により同意を得なければなりません（同50条）。

　治験責任医師は、治験の実施中、治験実施計画書に従って正確に症例報告書を作成するとともに（同48条）、治験の実施状況の概要を適宜実施医療機関の長に報告しなければなりません（同49条）。

　そして、治験責任医師は、治験の実施中に重篤な副作用が発生したとき、厚生労働大臣に報告しなければなりません（薬機法80条の2第6項）。

近時の動き

GCP省令の一部を改正する省令（令和2年厚生労働省令第208号（令和2年12月25日付け）及び令和3年厚生労働省令第15号（令和3年1月29日付け））が施行されました。

令和2年12月25日、「押印を求める手続の見直し等のための厚生労働省関係省令の一部を改正する省令」が施行されたことに伴い、押印原則が見直され、同意文書など押印を求めているものについては押印を求めなくなりました（GCP省令52条及び53条など）。

3 臨床研究法による臨床研究の規制

(1) 臨床研究法の成立の経緯

前記のとおり、治験等は、それを規制する特別法がありましたが、一般的な臨床研究については、原則として、規制する特別法がありませんでした。研究については、学問の自由（憲法23条）の下、研究の自由が保障されており、研究者の自律性への配慮がされていたからです。

そのため、一般的な臨床研究は、「人を対象とする医学系研究に関する倫理指針」（令和3年6月30日廃止）等の告示に基づき実施されて来ましたが、近年、臨床研究に関する不適正事案が相次いで発覚しました。

そこで、国民の臨床研究に対する信頼の確保を図ること等を目的として、倫理指針という告示ではなく、法律という形式をもって、臨床研究を規制する必要性が高まりました。

そのような過程を経て臨床研究法は、平成29年4月7日、第193回通常国会において成立し、同月14日、公布され、平成30年4月1日、施行されました[7]。

臨床研究法の対象となる臨床研究は、「臨床研究の実施に関する基準」（臨床研究法3条1項）にしたがって臨床研究を実施することになりました（同法4条等）。令和4年には施行後5年以内の見直しが行われることとなり（同法附則2条2項）、同年6月3日「臨床研究法施行5年後の見直しに係る検討のとりまとめ」が公表されました。

(2) 臨床研究法の概要

目的

　臨床研究法の目的は、国民の臨床研究に対する信頼の確保を図ること
を通じてその実施を推進し、それによって保健衛生の向上に寄与するこ
とにあります（臨床研究法 1 条）。そのために、臨床研究の実施の手続、
認定臨床研究審査委員会による審査意見業務の適切な実施のための措
置、臨床研究に関する資金等の提供に関する情報の公表の制度等を法律
という形式で定めています。

臨床研究実施基準

　臨床研究法においては、厚生労働省令で、「臨床研究の実施に関する
基準」を定め（同法 3 条 1 項）、それに従って臨床研究を実施するとさ
れています（同法 4 条等）。

　そして、その基準は、臨床研究法施行規則 9 条から38条に定められて
います（臨床研究法施行規則 8 条）。

　その内容は、①臨床研究の実施体制に関する事項（同10条等）、②臨
床研究を行う施設の構造設備に関する事項（同16条等）、③臨床研究の
実施状況の確認に関する事項（同17条、59条等）、④臨床研究の対象者
に健康被害が生じた場合の補償及び医療の提供に関する事項（同13条、
20条等）、⑤特定臨床研究に用いる医薬品等の製造販売業者等の当該特
定臨床研究に対する関与に関する事項（同21条）、⑥その他臨床研究の
実施に関し必要な事項等から構成されます（臨床研究法 3 条 2 項）。

適用対象

　臨床研究法が対象とする「臨床研究」とは、医薬品、医療機器及び再
生医療等製品（以下「医薬品等」といいます）を人に対して用いること
により、当該医薬品等の有効性または安全性を明らかにする研究のうち
治験（薬機法80条の 2 第 2 項）に該当するもの、医薬品等の市販後調査
に該当するものを除くものをいいます（臨床研究法 2 条 1 項、同施行規
則 2 条）。

　そして、臨床研究のうち、以下のいずれかに該当するものを「特定臨

床研究」として、次の「臨床研究実施者の責務」に記載したとおり、様々な義務を課しています（臨床研究法2条2項）。

　特定臨床研究に該当するか否かについては、厚生労働省の「特定臨床研究の該当性に関するチェックリスト」（https://www.mhlw.go.jp/content/10800000/000429043.pdf）を用いて確認するのが簡便です。

① 医薬品等の製造販売業者等から臨床研究の実施のための資金（厚生労働省令で定める利益を含みます。以下「研究資金等」といいます）の提供を受けて実施する当該医薬品等製造販売業者の医薬品等を用いる臨床研究

② 薬機法所定の製造販売承認を受けていない医薬品等を用いる臨床研究

③ 薬機法所定の製造販売承認を受けている医薬品を、承認内容の範囲外の効能・効果、用法・用量で使用する臨床研究

臨床研究実施者の責務

＜特定臨床研究実施者＞

　特定臨床研究実施者は、以下の義務を負います。

① 臨床研究実施基準に従って研究を実施する義務（同法4条）

② 研究の実施計画の作成及び厚生労働大臣に対する同計画の提出義務（同法5条1項）

③ 認定臨床研究審査委員会の意見を聴取する義務（同条3項）

④ ②の実施計画に変更が生じた場合における変更後の実施計画を提出する義務（同法6条1項）

⑤ ②④の実施計画に従って研究を実施する義務（同法7条）

⑥ 研究の中止時における認定臨床研究審査委員会への通知及び厚生労働大臣への届出義務（同法8条）

⑦ 研究対象者から適切なインフォームド・コンセントを取得する義務（同法9条）

⑧ 研究対象者の個人情報を保護する義務（同法10条）

⑨ 研究対象者の秘密を保持する義務（同法11条）

⑩ 研究対象者ごとの記録を作成及び保存する義務（同法12条）

⑪　厚生労働大臣及び認定臨床研究審査委員会に対する有害事象報告及び研究の実施状況に関する定期報告を行う義務（同法13条、14条、17条及び18条）

＜臨床研究実施者等＞

それに対して、臨床研究（特定臨床研究を除く）実施者は、①臨床研究実施基準の遵守、②実施計画の作成、③認定臨床研究審査委員会の意見聴取、⑤実施計画の遵守、⑦研究対象者からのインフォームド・コンセントの取得、⑧研究対象者の個人情報保護、⑨研究対象者の秘密保持、⑩研究対象者ごとの記録作成及び保存を実施するように努める義務を負うに留まります（同法21条）。

なお、臨床研究が、再生医療等安全性確保法で定める再生医療等を実施する者の場合には、これらの義務の適用はありません（同法22条）。

認定臨床研究審査委員会

認定臨床研究審査委員会は、臨床研究に関する専門的な知識経験を有する者により構成される実施計画の審査等の審査意見業務を行う委員会です（同法23条1項）。

臨床研究審査委員会の設置者（以下「認定委員会設置者」といいます）は、審査意見業務を適切に実施するための要件に適合していることについて、厚生労働大臣の認定を受けます（同項）。その有効期間は、3年間です（同法26条1項）。

また、認定委員会設置者は、委員の変更が生じたとき等には、厚生労働大臣の変更の認定の申請（同法25条）を、廃止するときは廃止の届出（同法27条1項）をそれぞれしなければなりません。

なお、認定臨床研究審査委員会の委員には、その審査意見業務に関して秘密保持義務が課されています（同法28条）。

臨床研究に関する資金等の提供

医薬品等製造販売業者等が、特定臨床研究実施者に対し、自らが製造販売する医薬品等の研究について研究資金等の提供を行うことは、利益

相反状態に該当します。すなわち、このような資金等の提供は、医薬品等製造販売業者が特定臨床研究実施者に経済的利益を与えるものであり、研究の信頼性や研究対象者等の生命身体の安全に不当な影響を及ぼすおそれが生じています。

そこで、臨床研究法は、資金等の透明性の一層の確保を図ることにより、特定臨床研究に対する国民の信頼を得るために、医薬品等製造販売業者に対し、次の義務を課しています。

医薬品等製造販売業者等は、特定臨床研究実施者に対し、自らの医薬品等を用いる特定臨床研究についての研究資金等の提供を行うときは、当該研究資金等の額及び内容、当該特定臨床研究の内容その他厚生労働省令で定める事項を定める契約を締結しなければなりません（同法32条）。

また、医薬品等製造販売業者等は、自らの医薬品等を用いる特定臨床研究についての研究資金等の提供に関する情報のほか、特定臨床研究実施者に対する金銭その他の利益の提供に関する情報（寄付金等の名目、総額、提供先等）について、公表しなければなりません（同法33条、同法施行規則90条）。

厚生労働大臣による監督

臨床研究法は、厚生労働大臣に監督権限を与えています。
＜特定臨床研究実施者に対して＞

厚生労働大臣は、特定臨床研究実施者から有害事象の報告（同法14条）を受けたとき、有害事象に対する必要な措置及び調査を行います（同法15条1項及び3項）。

また、厚生労働大臣は、特定臨床研究実施者に対し、保健衛生上の危害の発生又は拡大を防止するため必要があるときは研究停止等の応急措置を命ずることができるほか（同法19条）、特定臨床研究実施者の義務違反に対する是正措置（同法20条1項）、及び同措置の違反者に対する研究の全部または一部の停止（同条2項）を命ずることができます。

＜認定臨床研究審査委員会に対して＞

　厚生労働大臣は、認定委員会設置者に対し、認定臨床研究審査委員会が認定要件に適合しなくなったとき等に改善命令をすることができ（同法30条）、違反の程度が著しいときは、その認定を取り消すことができます（同法31条1項）。

＜医薬品等製造販売業者等に対して＞

　厚生労働大臣は、医薬品等製造販売業者等が、契約の締結義務（同法32条）または研究資金等の提供に関する情報等の公表義務（同法33条）に違反したときは、これらの義務を履行するように勧告することができます（同法34条）。

＜その他＞

　厚生労働大臣は、この法律の施行に必要な限度において、特定臨床研究実施者、認定委員会設置者または医薬品等製造販売業者等に対する報告の徴収、及び、事業場への立入検査をすることができます（同法35条1項）。

罰則

　臨床研究法は、上記の義務の履行を促すとともに、臨床試験の信頼性を担保するために、懲役刑または罰金刑を内容とする罰則規定が設けられています（同法39条ないし43条）。

　これらの刑罰は、違反者個人のみならず、法人も罰する両罰規定となっています（同法43条1項）。

近時の動き

　令和2年12月25日、「押印を求める手続の見直し等のための厚生労働省関係省令の一部を改正する省令」が施行されたことに伴い、押印原則が見直され、研究計画申請書など「臨床研究法」に定められた各種手続に関する申請書等様式のうち、押印を求めているものについては押印欄が削除されました。

4 臨床研究を行う者等の責任

　研究者等は、研究対象者または被験者（以下、併せて「研究対象者等」といいます）に配慮して研究を行う基本的責務を負っており（臨床研究法9条等、GCP45条等、生命・医学指針第2章第4の1）、研究機関の長は、研究を総括的に監督すると共に、研究を適切に実施するための体制を整備する責務を負っています（GCP36条等、生命・医学指針第2章第5）。研究者等が負う基本的責務の内容としては、研究対象者等の人権の尊重、法令、指針等の遵守、秘密保持義務、個人情報の保護（個人情報保護法については、「第8章　患者情報管理の実際」で扱います）、研究対象者等に対する説明責任（インフォームド・コンセントについては、「第7章　適切なインフォームド・コンセントとは」で扱います）、不正行為をせず研究の公正性を維持する責任等があります。

　不正行為には、ねつ造、改ざん、盗用及びその他の不適切な行為があります[9]。

　まず、ねつ造とは、存在しないデータ、研究結果等を作成することをいいます。

　次に、改ざんとは、研究資料、機器または過程を変更する操作を行い、データ又は研究活動によって得られた結果等を真正でないものに加工することをいいます。

　盗用とは、他の研究者のアイディア、分析・解析方法、データ、研究結果、論文または用語を当該研究者の了解または適切な表示なく流用することをいいます。

　その他の不適切な行為には、二重投稿（他の学術誌等に既発表または投稿中の論文と本質的に同じ論文を投稿すること）、研究データの管理不足による紛失、危険な研究方法の採用、不適切なオーサーシップ、論文の分割など論文数を不適切に増す行為及び論文・研究提案書の査読における不適切行為（意図的な遅延、研究上の観点から逸脱した過大な要求）等があります。

　文部科学省では、文部科学省の予算の配分又は措置により行われる研究活動において不正行為が認定された事案（一覧）をホームページ上で

公開しており、過去の不正行為の態様について学ぶことができます。

　研究者等は、臨床研究を実施する上で負う責任に反したために、研究対象者等の生命身体に何らかの不利益を発生させたとき、民事上の責任（民法等）、刑事上の責任（刑法、薬事関係法規及び医療関係法規等）、行政上の責任が問われることがあります。

(1)　民事上の責任

　研究対象者等は、臨床研究等によって健康被害を受けた場合、加害者である医薬品等製造販売業者、研究者等または医療機関等に対し、債務不履行責任（民法415条）及び不法行為責任（民法709条等）等を根拠に損害賠償請求をすることができます。

　なお、治験においては、被験者に健康被害が発生したとき、故意や過失がなくても、それが治験薬に起因するものであるときは治験保険（GCP14条）で、治験医師の行為に起因するときは医師責任賠償保険で補償措置が講じられます。

　また、臨床研究においても、生命・医学系指針上、研究責任者及び医療機関の長の責務として、臨床研究に関連して研究対象者に生じた健康被害に対する補償を行うために、補償保険の加入や医療の提供等必要な措置を適切に講じることが求められています（生命・医学系指針第2章第5の2(2)、第3章第6の1(7))[10]。

　そして、臨床研究法の実施基準においても、補償保険の加入や医療の提供等同様の定めが置かれています（臨床研究法施行規則20条）。

債務不履行責任

　債務不履行責任は、一般的に契約関係にある当事者の間において発生する責任です。債務者が正当な理由がないのに、債務の本旨にしたがった履行をせず、そのために債権者に損害が発生した場合に、債権者は債務者に損害賠償請求をすることができるというものです（民法415条）。

　この債務不履行に基づく損害賠償請求が成立するための要件は、次のとおりです[11]。なお、括弧内の説明は例示的な記載であり、この他にも

成立する場合があります。
　　①　債務の発生原因事実（臨床研究参加の契約）
　　②　債務の本旨にしたがった履行をしないとき（履行があったが不完全であること）（研究者等が契約に定められた義務を履行しないこと）
　　③　損害の発生及びその数額（研究対象者等に健康被害が発生したこと及びその損害額）
　　④　因果関係（社会通念上、③が②から発生したといえる関係があること）
　　⑤　債務者の帰責事由（②について正当な理由のないこと）

　では、債務不履行が成立する要件①〜⑤について、研究者等が正当な理由がないのに、適切な臨床研究を実施せず、そのために研究対象者等に健康被害が発生した場合にあてはめて説明します。
　まず、①債務の発生原因事実とは、研究者等（または研究機関）と研究対象者等との間で、研究対象者等が当該臨床研究に参加することを契約することをいいます。これにより、研究者等は、契約に定められた義務を負うことになります。
　②債務の不履行とは、研究者等が臨床研究を実施するにあたり、適切に臨床研究を実施する義務を果たせなかったことをいいます。
　③損害の発生及びその数額とは、研究対象者等に健康被害等の損害が発生したこと及びその損害額をいいます。損害賠償請求は、研究対象者等に発生した被害を金銭で填補するものなので、請求者は、損害額がいくらか主張します。その内容は、治療費などの財産的損害と精神的苦痛に対する慰謝料（大判大正5年1月20日民録22輯4頁）からなります[12]。
　④因果関係とは、社会通念上、③が②から発生したといえる関係があることをいいます。例えば、インフォームド・コンセントにおける説明は、同意の前提となるものです。研究者等の説明が正しくされていれば、研究対象者等が同意を与えることもなく、健康被害が発生しなかったといえるとき、研究者等の不十分な説明と研究対象者等の健康被害との間に因果関係があるとされます。

　⑤債務者の帰責事由とは、②について責任があることをいいます。ただし、実務においては、②について、債務者側が契約その他の当該債務の発生原因及び取引上の社会通念に照らして責任がなかったことの証明に用います（最判昭和34年9月17日）。

不法行為責任

　故意または過失によって他人の権利または法律上保護される利益を侵害した者は、これによって被害者に発生した損害を賠償する責任を負います（民法709条）。

　この不法行為に基づく損害賠償請求が成立するための要件は、次のとおりです[13]。

　　①　故意または過失（意図的にまたは不注意で（これについては別の考え方もあります））

　　②　権利侵害または法律上保護される利益の侵害（研究対象者等の生命・身体等を侵害）

　　③　損害の発生及び数額（研究対象者等に健康被害等が発生したこと及びその損害額）

　　④　行為と結果の間の因果関係（社会通念上、③が②から発生したといえる関係があること）（その他に責任能力等も必要です）

　責任を負う者は、原因となる行為を行った研究者等（民法709条、710条）、研究機関等原因行為を行った者の使用者（同法715条1項）、治験責任医師等原因行為を行った個人を管理監督する者（同法715条2項）、共同で研究を行う者（同法719条）です。

　なお、債務不履行と不法行為は、それぞれ要件を満たせば両立し得る関係にあるとされています。

　では、不法行為責任が発生する要件①〜④について説明します。

　まず、①故意とは、結果が発生することを認識しながらあえて行為する心理状態をいいます[14]。

　①過失とは、その事実が生じるであろうということを不注意のために認識しない心理状態をいいます[15]。不注意で、するべきことをしなかっ

た・すべきでないことをしたという義務違反ですが、法的には、予見可能性を前提とした結果回避義務違反と考えられています[16]。これは、不幸な結果から責任を問うものではなく、問題となった行為が、医療水準に適った注意義務を尽くしていたかで判断されます[17]。

②権利侵害または法律上保護される利益の侵害とは、研究対象者等の権利等を侵害することをいいます。研究対象者等は、自己の生命・身体についての最終的処分権、自己決定権、知る権利等を有しており[18]、それらを侵害することが必要です。

③、④は、前記債務不履行責任の場合と同じです。

臨床研究等に関連する民事裁判例

臨床研究等に起因した健康被害に関する裁判例を二つ紹介します。

その他、近時の例として、医療機器の治験におけるプロトコル違反（被験者の除外基準に違反）が民事法上違反であるとして、損害賠償請求が認められたものがあります（エヴァハート事件、東京地判平成26年2月20日[19]）。

ア　治験におけるインフォームド・コンセント違反（名古屋地判平成12年3月24日[20]）

【事案の概要】

卵巣癌の患者に承認前の治験薬を投与したところ、約4か月後に患者が死亡した事案です。

この事案においては、担当医師が、当時標準的治療法とされた治療法を用いず、第一相試験において、骨髄毒性による重篤な造血機能障害の危険が指摘され、治療効果が弱いと報告されていた治験薬の使用を決め、使用方法について、プロトコルに定められた投与量、投与間隔に違反し、他の抗がん剤との併用が禁忌とされていたにもかかわらず、他の抗がん剤と併用した上、血小板減少が著しいのにもかかわらず、投薬中止もせず、骨髄機能回復確認等の一般的処置を採らず、漫然と治療を継続したため、患者は骨髄抑制に伴う出血と感染のため死亡しました（プロトコル違反、IC違反）。

【判決】

1　注意義務

　　裁判所は、医師として患者の疾病に関する当時の医療水準に適合する診療行為を行い、かつ、患者の危険防止のための当時の医学的知見に基づく最善の措置を採るべき注意義務に違反していると判断しました。

2　医師が尽くすべき説明義務の範囲

　　インフォームド・コンセント原則に基づき、患者の同意を得る前提として、医師が尽くすべき説明義務の範囲について、一般的には、

　　① 　患者の病気の性質

　　② 　医師の採ろうとする医療行為の内容、相当性及び必要性

　　③ 　当該措置の危険性及び予後の判断

　　④ 　代替治療の存否等

であるとし、さらに、臨床試験を行い、あるいは治験薬を使用する治療法を採用する場合には、一般的な治療行為の際の説明事項に加えて、

　　① 　当該医療行為が医療水準として定着していない治療法であること

　　② 　他に標準的な治療法があること

　　③ 　標準的な治療法によらず当該治療法を採用する必要性及び相当性があること、並びにその学理的根拠

　　④ 　使用される治験薬の副作用と当該治療法の危険性

　　⑤ 　当該治験計画の概要

　　⑥ 　当該治験計画における被験者保護の規定の内容及びこれに従った医療行為実施の手順等

を被験者本人（やむをえない事由があるときはその家族）に十分に理解させ、その上で当該治療法を実施するについて自発的な同意を取得する義務があったものというべきであると判示しました。

　　さらに、あえて治験計画（プロトコル）中の被験者保護の各規定に反する危険な医療行為を実施しようとする場合には、その旨及びその必要性、高度の危険性について具体的に説明し、被験者がその危険性を承知

の上で選択権を行使するのでなければ、被験者の自己決定権を尊重したことにはならないとしました。

イ　臨床研究における説明義務違反（金沢地判平成15年2月17日[21])）
【事案の概要】
　主治医が、患者の同意を得ることなく、臨床試験に組入れた事案です。
　患者であるAは、Y病院で卵巣がんの部分摘出等の手術を受けました。その後、主治医は、患者Aの同意を得ることなく、Aを抗がん剤のランダム化比較臨床試験に組入れました。Aは、化学療法（抗がん剤治療）としてCP療法、つづいてタキソール療法を受けましたが、その後、死亡しました。
　Aは、当初の説明よりも副作用が強いと感じたため、別の医師に相談したところ、抗がん剤の臨床試験に組入れられていることを知りました。
　Aは、Y病院入院中、CP療法の開始について承諾していないのにもかかわらず臨床試験の被験者とされ、治療方法に関する自己決定権を侵害されたことによる精神的苦痛を被ったとして（病院が国立大学付属病院のため）国家賠償法、不法行為及び債務不履行に基づきYに対する損害賠償請求権を取得し、これをAの相続人らが相続したとして、その賠償を求めました。
【判決】
　医師の説明義務に関しては、医師が、Aを本件クリニカルトライアルの被験者としたことを認定したうえで、「医師には、患者の自己決定権を保障するため、その患者に対し……、患者の現在の症状、治療の概括的内容、予想される効果と副作用、他の治療方法の有無とその内容、治療をしない場合及び他の治療方法を選択した場合の予後の予想等を説明し、その同意を得る診療契約上の、もしくは信義則上の義務があるというべきである。しかし、その薬剤を用いて一般的に承認されている方法の治療をする限りにおいて、医師が投与する薬剤の種類、用量、投与の具体的スケジュール、投与量の減量基準等の治療方法の具体的な内容まで説明しなくても」医師の裁量に委ねられているので違法とは言えな

いとしました。

　そして、医師にそのような裁量が認められる基礎は、「患者が自己決定し、医師と患者との間で確認された治療の目標……を達成することだけを目的として、許された条件下で」医師は患者にとって「最善と考える方法を採用するものと」患者が信じている点にあるとしました。

　したがって、「医師が、治療方法の具体的内容を決定するについて」、本来の目的以外に他事目的を有していて、「この他事目的が治療方法の具体的内容の決定に影響を与え得る場合」、医師に治療方法の詳細について裁量を与えられる基礎を欠くことになるから、医師には「患者に対し、他事目的を有していること、その内容及びそのことが治療内容に与える影響について説明し、その同意を得る診療契約上の、もしくは信義則上の義務がある」としました。

　本判決は、医師が治療以外の目的を有している場合（例えば、臨床研究目的）、治療のみのインフォームド・コンセントだけでは不十分であるから、

　　①　治療目的以外の目的を有していること
　　②　その内容
　　③　治療に与える影響

について説明し、その同意を得る診療契約上または信義則上の義務があるから、それを怠ったときは説明義務違反があるとして、治験以外の一般的臨床研究におけるインフォームド・コンセントの必要性を初めて認めた事案です。

(2)　刑事上の責任

　法律に定める犯罪に該当する行為をした場合に、法律に定める刑罰を科されます。

刑法上の刑罰

　刑法に定める犯罪に該当する行為をした場合に、同法に定める刑罰を科されます。例えば、医師、薬剤師等が、正当な理由がないのに、その業務上取り扱ったことについて知り得た人の秘密を漏らしたときは、6

か月以下の懲役または10万円以下の罰金に処せられることがあります（刑法134条1項　秘密漏示罪）。

　また、研究者等が、臨床研究等により、研究対象者の生命身体等に害を及ぼしたときは、5年以下の懲役若しくは禁錮又は100万円以下の罰金に処せられることがあります（同法211条　業務上過失致死傷罪）。

行政刑罰

　薬事関係法規及び医療関係法規等に罰則が設けられており、それに基づいて刑事処分が行われます。

　臨床研究における不正行為事案においては、薬機法の規定に基づいて、告訴が行われています。過去に発生した不正行為事案のうち、代表的なものを紹介します。

高血圧症治療薬の臨床研究事案[22), 23)]
【事案の概要】

　この事件は、データのねつ造及び改ざんに関するものです。

　平成25年夏、X社の高血圧症治療薬Aに係る臨床研究において、A群で良好な成績となるようなデータ操作等（2群間の割り付け、脳卒中の発生率、統計学的有意差を示すP値の操作など）があった疑いがあることが発覚しました。これについては、研究結果の信頼性や研究者の利益相反行為等が問題となった事件である上に、複数の著名な大学において実施した研究において発生した事件であったことも相まって、大きな社会問題となりました。

　厚生労働省は、X社が不正行為によって取得した疑いのあるデータを記載した資料を用いてAの宣伝を行っており、効能や効果に関する誇大広告を行った疑いがあるとして、平成26年1月、東京地方検察庁に対し、X社及び同社の元社員を薬事法（66条誇大広告禁止規定、以下、当時の「薬事法」も「薬機法」とします）違反の疑いで刑事告発しました。

　また、厚生労働省検討委員会は、同年4月、検討結果について、報告書を公表しました。

　なお、薬機法66条誇大広告違反は、行為者は薬機法85条4号、法人は

90条2号によって、それぞれ2年以下の懲役若しくは200万円以下の罰金、またはこれを併科（懲役と罰金を併せて科すこと）されます。

【裁判の状況】

1　第一審[24]

裁判においては、薬機法66条1項の解釈（論文掲載等の「記事の記述」該当性、論文の「効能、効果に関する虚偽の記事」該当性）などが争点となりましたが、裁判所は「本件各論文を作成して学術雑誌に投稿し、掲載してもらった行為は、本法66条1項所定の「記事を…記述」したことに当たらない」として、X社及び元従業員はいずれも無罪としました。

2　控訴審[25]

検察官が控訴しましたが、裁判所は論文を掲載させるなどした行為が「本法66条1項の「記述」に当たらない」として、控訴棄却（X社、元社員、共に無罪）しました。

3　上告審[25]

検察官が上告しましたが、裁判所は上告棄却しました。

なお、裁判所は、薬機法66条1項違反の罪の成否について、職権で判断し、「本件各論文の本件各雑誌への投稿、掲載は、著者である研究者らによる同一分野の専門家らに向けた学術研究成果の発表である」から「本件各論文の本件各雑誌への掲載は、特定の医薬品の購入・処方等を促すための手段としてされた告知とはいえず、薬事法66条1項の規制する行為に当たらない」としました。

(3)　行政上の責任

医師または薬剤師等の医療資格者の臨床研究等における行為が、以下のような職業上負う倫理に反する場合、行政処分の対象となり得ます。

- ・医療資格者が、業務を行うに当たり、当然に負うべき義務を果たしていないことに起因する行為
- ・医療資格者が、その業務を行う機会を利用したり、医療資格者としての身分を利用して行った行為
- ・（業務上、業務外を問わず）他人生命・健康を軽んずる行為をした場合

・（業務上、業務外を問わず）自己の不当な経済的利潤を求めて不
正行為をなした場合

　処分をするにあたっては、対象となる行為の事実、経緯、過ちの軽重
等を考慮して判断されます[27),28)]。

　臨床研究等において、職務上負う倫理に反する行為を行ったときは、
厳重な処分の対象となり得ます。

　また、薬機法には、業務改善命令（薬機法72条、72条の4）などの行
政処分が定められているので、同法に基づく行政処分が行われることが
あります。過去に発生した不正行為事案のうち、代表的なものを紹介し
ます。

ア　慢性骨髄性白血病臨床研究事案[28),29)]

　この事件は、患者の個人情報保護及び秘密保持に関するものです。

　平成26年1月、放送局の取材活動を契機として、X社の慢性骨髄性白
血病Bに係る医師主導の臨床研究に、同社のMRが関与していた可能
性があることが発覚しました。その後、Y大学の中間報告（平成26年3
月）及びX社の第三者委員会の報告書（同年4月）において、全ての
患者データがX社に渡っていたこと等、実質的にX社がY大学の臨床
研究に深く関与していたことが明らかになりました。

　厚生労働省は、平成26年7月、X社に対し、薬機法68条の10の副作用
報告義務に違反するとして、行政処分（業務改善命令、同法72条の4第
1項）を行いました。

イ　医療機器開発事案[30)]

　医療機器の開発・販売におけるデータ改ざんに関するものです。

　X社が、平成22年10月、医療機関向けに開発した体内固定用大腿骨髄
内釘A、体内固定用ネジBという2製品の承認申請資料において、強
度を測定する「繰り返し疲労試験」のデータを改ざんしていたとして、
これが薬機法23条の2の5第3項違反にあたるとされました。

　厚生労働省は、平成23年7月、X社に対し、薬機法違反による行政処
分（第一種医療機器製造販売業に関する10日間の業務停止、同法72条の

4 第 1 項）を行いました。

参考文献

1) 塩野宏、行政法 I ［第六版］行政法総論、有斐閣、65頁
　　藤田宙靖、行政法総論、青林書院、293頁
　　宇賀克也、行政法概説 I ［第 7 版］行政法総論、有斐閣、 8 頁
2) 宇賀克也、行政法概説 I ［第 7 版］行政法総論、有斐閣、317頁
3) 前掲　行政法 I ［第六版］114頁
4) 前掲　行政法概説 I ［第 7 版］319頁
5) 藤田宙靖、行政法総論、青林書院、293頁
6) 加藤良夫、実務医事法 ［第 2 版］、民事法研究会、443頁
7) 令和元年 7 月 5 日薬生薬審発0705第 3 号厚生労働省医薬・生活衛生局医薬品審査管理課長通知「「「医薬品の臨床試験の実施の基準に関する省令」のガイダンスについて」の改正について」24頁
8) 平成29年 4 月14日医政発0414第22号厚生労働省医政局長通知「臨床研究法の公布について」
9) 平成26年 8 月26日文部科学大臣決定「研究活動における不正行為への対応等に関するガイドライン」、平成27年 1 月16日科発0116第 1 号厚生労働省大臣官房厚生科学課長決定「厚生労働分野の研究活動における不正行為への対応等に関するガイドライン」
10) 令和 4 年 6 月 6 日改訂　「人を対象とする生命科学・医学系研究に関する倫理指針ガイダンス」50頁～54頁
11) 有泉亨他、我妻・有泉コンメンタール民法　総則・物権・債権 ［第 8 版］、日本評論社、809頁
12) 同818頁、1519頁
13) 大江忠、第 4 版　要件事実民法 6 、第一法規、180頁
14) 能美善久他、論点体系　判例民法 ［第 3 版］、第一法規、 7 頁～ 9 頁
　　大判昭和 5 年 9 月19日新聞3191号 7 頁
15) 大判大正 2 年 4 月26日民録19輯281頁
16) 前掲　我妻・有泉コンメンタール民法　総則・物権・債権 ［第 8 版］、1523頁
17) 最判昭和57年 3 月30日判時1039号66頁等
18) 加藤良夫、医事法判例百選 ［第 2 版］、有斐閣、92頁
19) 東京地判平成26年 2 月 2 日判例時報2223号41頁
20) 名古屋地判平成12年 2 月17日判例時報1733号70頁
21) 金沢地判平成15年 2 月17日判例時報1841号123頁
22) 厚生労働省　高血圧症治療薬の臨床研究事案に関する検討委員会　平成26年 4 月11日付「高血圧症治療薬の臨床研究事案を踏まえた対応及び再発防止策について（報告書）」
23) 厚生労働省、令和 2 年 7 月 7 日付臨床研究法の概要「臨床研究法の成立までの経緯」
24) 東京地判平成29年 3 月16日刑集75巻 7 号754頁
25) 東京高判平成30年11月19日刑集75巻 7 号874頁
26) 最決令和 3 年 6 月28日刑集75巻 7 号666頁
27) 平成14年12月13日医道審議会医道分科会「医師及び歯科医師に対する行政処分の考え方

について」（平成31年1月30日改正）

28) 平成21年4月13日薬食総発0413003号厚生労働省医薬食品局総務課長通知「薬剤師に対する行政処分の考え方について」（令和3年6月14日薬食総発0614第1号一部改正）

29) 慢性骨髄性白血病治療薬の医師主導臨床研究であるSIGN研究に関する社外調査委員会 平成26年4月2日付「調査報告書（公表版）」
東京大学　平成26年6月24日付「SIGN研究に関する調査結果概要」

30) 厚生労働省、平成23年7月27日付「薬事法違反業者に対する行政処分について」

第7章

適切なインフォームド・コンセントとは

＜本章のポイント＞
　インフォームド・コンセントの基本は、研究者による研究対象者への説明、研究対象者の理解、研究対象者の同意にあります。インフォームド・コンセントは、原則として文書によって行われますが、一定の場合には、口頭またはオプトアウトによって行うことが許容されます。

1　インフォームド・コンセントの歴史

⑴　ニュルンベルク綱領とヘルシンキ宣言

　1947年、ナチスドイツの医学実験を裁いたニュルンベルク医師裁判の判決において、被験者の自発的な同意、実験を中止する自由等研究目的の医療行為を行うにあたって厳守すべき10の基本原則が示されました。これがニュルンベルグ綱領として知られる基準です。

　その後、1964年、世界医師会総会において、人を対象とする医学研究の倫理原則が示されました。それが、研究対象者に対する情報提供と自由意思による承諾等インフォームド・コンセント（以下「IC」といいます）の具備すべき内容等からなるヘルシンキ宣言として知られる基準です。

　これらによって、医学研究行為における研究倫理基準の基礎が整いました。

(2)　日本における IC

　臨床研究の目的は、通常診療のように個々の患者の最善の利益を追求することにあるのではなく、研究対象者の協力のもと、医学の発展を図ることにあります。そのため、臨床研究における IC[1]は、通常診療における IC 以上に重要性が高いといえます。

　日本においては、1960年代に IC 概念が紹介されたものの[2]、それは主に通常診療における問題として扱われてきました。

　臨床研究に関する IC としては、1990年に施行された「医薬品の臨床試験の実施の基準」（旧 GCP）の中で、「口頭または文書での同意」と触れられたのが、大きな一歩でした。ただ、旧 GCP は、IC における同意について口頭によることが許容されたこと、法令ではなく局長通知の形で出されたこと等から実効性に乏しいものでした。

　そこで、旧 GCP 下で発生した問題に対応するために、1996年に薬事法（現「薬機法」）が改正され、1997年に「医薬品の臨床試験の実施の基準に関する省令」（新 GCP）が制定されました。新 GCP は、厚生省令の形で制定され、IC における同意については文書で取得することが義務づけられました。

　また、同年、医療法の改正が行われ、その条文において「医師、歯科医師、薬剤師、看護師その他の医療の担い手は、医療を提供するに当たり、適切な説明を行い、医療を受ける者の理解を得るよう努めなければならない」（1条の4第2項）と規定され、医療従事者が患者に対し適切な説明をすることが医療法上の義務となりました。

　GCP は医薬品等の治験実施に関する規制であり、治験以外の一般的な臨床研究については、2000年以降、GCP とは別に告示で定められた「臨床研究に関する倫理指針」等の行政指針で規制されてきました。ただし、クローン技術を使った研究については、「ヒトに関するクローン技術等の規制に関する法律」で規制されていました。

　2018年4月、臨床研究法が施行され、一般的な臨床研究のうち一定の分野については法令で規制されるようになりました。

　なお、2021年6月、医学系研究指針とヒトゲノム・遺伝子解析研究に関する倫理指針は、廃止され、実質的に両指針を統合した生命・医学系

指針が制定され、それに伴い IC 手続きについても見直しがされました。その後の個人情報保護法の改正等の施行に伴い、2022年 3 月、2023年 3 月と同指針は改正され（以下2023年 3 月の改正を「2023年改正」といいます）、それに伴い IC 手続きについても見直しがされました。

2 臨床研究等における IC

(1) 臨床研究等における IC の特徴

　臨床研究における根本的な問題は、少数の個人が、他人または社会の利益のために、研究対象者または被験者（以下、併せて「研究対象者等」といいます）としてリスクを負わされることにあります[3]。その点が、個別の患者の利益を追及する診療と臨床研究との大きな質的な差異であり、そのため臨床研究における IC は、診療における IC よりも、研究対象者等の自発的な同意が重要なものとなります。

(2) IC の基本的なプロセス

　IC の基本は、研究者による研究対象者への説明、研究対象者の同意からなりますが[4]、その説明は、十分なものでなければなりません。

　まず、説明は、研究対象者が当該研究に参加するか否か判断する前提となりますから、研究に関するあらゆる角度からの説明が十分なされることが必要です。

　その後、研究対象者の理解を深めるために、研究者は、研究対象者の疑問に答えます。その上で、研究対象者は、研究に参加するか否か、自由な意思に基づいて決定し、同意をします。

　その点、治験においては、文書によってその説明を行い、同意を取得することを厳格に求めています（GCP51条及び同52条 1 項参照）。

　また、臨床研究法においても、治験と同様に文書により説明、同意を取得すると定められています（臨床研究法 9 条、同施行規則47条）。

　他方、生命・医学系指針（以下「医学系研究指針」といいます）においては、一定の場合に、口頭またはオプトアウトによることを許容しています。

3　IC の取得手続き

(1)　GCP で定める IC 取得手続き

　治験における IC は、治験責任医師等が、あらかじめ、被験者に対し、
文書を用いて、治験に関するあらゆる角度からの説明を行い、被験者に
質問をする機会を与え、かつ、当該質問に十分に答えることにより、被
験者がこれを理解し、自由な意思によって治験への参加に同意するまた
はしないというプロセスになります（GCP50条1項、4項）[5]。

　この際の説明に用いられる文書が「説明文書」（GCP51条参照）、治験
への参加に同意することを確認する文書が「同意文書」（GCP52条1項
参照）です。そして、説明文書を用いて説明する場合は、説明文書と同
意文書をあわせて用いて説明することとされています[5]。

　同意を与えるには、被験者が同意能力を有することが必要です。重度
の認知症患者を対象とする治験等、同意の能力を欠いている等の理由で
被験者となるべき者の同意を得ることは困難であるものの、当該治験の
目的上それらの被験者を対象とした治験を実施することがやむを得ない
場合には、治験責任医師等は、被験者本人の代諾者となるべき者に対し
て説明文書を用いて十分な説明を行った上で、治験への参加について文
書による同意を得ることができます（GCP50条2項、3項）。

(2)　臨床研究法で定める IC 取得手続き

　臨床研究法においても、特定臨床研究実施者は、特定臨床研究対象者
に対し、あらかじめ、当該特定臨床研究の目的及び内容並びにこれに用
いる医薬品等の概要、医薬品等製造販売業者等から研究資金等の提供を
受けるときは研究資金に関する契約の内容「その他厚生労働省令で定め

る事項について、厚生労働省令で定めるところにより説明を行い、その同意を得なければならない」と、研究対象者からの IC の取得義務が定められています（臨床研究法 9 条）。「厚生労働省令で定める事項」は本章 4(2) を参照。「厚生労働省令で定めるところ」による説明と同意は、「できる限り平易な表現を用い、文書により行うこと」（施行規則47条）等とされています。

　なお、疾病その他厚生労働省令で定める事由により特定臨床研究対象者の同意を得ることが困難な場合には、その代諾者に対し説明を行い、その同意を得ることでもよいとされています（臨床研究法第 9 条）。

(3)　生命・医学系指針で定める IC 取得手続き

　臨床研究者が研究を実施しようとするとき、または既存試料・情報の提供を行う者が既存試料・情報を提供しようとするときは、研究機関の長の許可を受けた研究計画書に定めるところにより、原則としてあらかじめ IC を受けなければなりません。

　IC を受ける手続きには、①文書 IC、②口頭 IC ＋記録、③オプトアウト（情報公開＋拒否権の保障）、④適切な同意があります。手続きの選択については、侵襲の程度や介入の有無など研究対象者への負担やリスクに応じて考えられます。

　　①　文書 IC：文書により説明し、文書により同意を受ける方法です。

　　　なお、生命・医学系指針においては、研究対象者等の本人確認を適切に行うこと、研究対象者等に質問の機会とそれに対する回答を得る機会を与えること、及び、事後に同意事項を閲覧する機会や文書の交付を受ける機会を与えることを条件に、文書 IC に代えて、電磁的方法により IC を受ける（以下「電磁的方法による IC」といいます）ことができるようになりました（生命・医学系指針第 4 章第 8 の 2）。

　　　電磁的方法による IC においては、説明は電磁的に記録された文章等により行いますが、具体的には次の方法等が考えられます。

・電気通信回線を通じたテレビ電話等での対面において、パソコン等の映像面上に映し、研究対象者等に説明文書等を閲覧してもらう。

・電気通信回線を通じて電子メールで送付または研究機関のホームページ等に掲載し、研究対象者等に説明文書を閲覧してもらう。

　また、同意を得る場合、書面に代えて電気通信回線を通じて同意を得ます。具体的な方法としては、パソコン等の映像面上における説明事項のチェックボックスへのチェックをしてもらった上で、同意ボタンを押してもらう、パソコン等の映像面上へのサイン、電子メールによる同意の表明等が考えられます。

②　口頭 IC ＋記録：所定の説明事項について口頭により説明をし、口頭により同意を受けた上で、説明の方法及び内容並びに受けた同意の内容に関する記録を作成する方法です。なお、説明または同意のいずれか一方を文書で、他方を口頭で行う場合も、口頭 IC に該当するものとして扱うことになっています[6]。

③　オプトアウト：研究対象者等に、あらかじめ一定の事項を通知または公表して（研究対象者等が容易に知り得る状態に置いて）、研究対象者等に拒否する機会を与え、拒否がなければ同意があったと見なす方法です。通知または公表の方法としては、ホームページ上の公開、個別の通知等があります。

④　適切な同意：研究対象者から取得した試料・情報を、研究機関等によって示された方法で取得及び利用（提供を含む）することに関する研究対象者等の同意であって、研究対象者等がその同意について判断を行うために必要な事項を個人情報保護法や条例の趣旨に沿った合理的かつ適切な方法によって明示した上で必要な範囲の同意を得る方法です。

既存試料・情報
　既存試料・情報とは、当該研究とは異なる目的で、研究対象者から取

得された試料・情報をいいます。

以下 A〜D で、生命・医学系指針における IC を受ける手続き等について説明します。

* * * * *

A IC を受ける手続き（生命・医学系指針第4章第8の1）

(1) 新たに試料・情報を取得して実施する研究（医学系研究指針第4章第8の1(1)）

新たに試料・情報を取得して研究を行う場合に実施する IC を受ける手続きに関して定めたものです。

この「新たに試料・情報を取得して研究を実施する場合」とは、当該研究の中で当該研究に用いるために試料・情報を研究対象者から取得する場合をいい、その例としては、当該研究のために行う採血、検査及びアンケート等が考えられます[6]。

ア 侵襲を伴う研究

研究者は、研究対象者等から文書 IC を受けなければなりません。なお、所定の要件を満たせば、文書 IC に代えて電磁的方法による IC を受けることができます（本章3(3)①参照）。

イ 侵襲を伴わない研究

(ア) 介入を伴う研究

研究者は、原則として研究対象者等から IC（文書 IC、または口頭 IC 及び記録）を受けなければなりません。

(イ) 介入を伴わない研究

① 試料を用いる研究

上記(ア)と同様、IC（文書 IC、または口頭 IC 及び記録）を受けなければなりません。

② 試料を用いない研究

（i）要配慮個人情報を取得した研究：研究者は、原則として研究対象者等から IC または適切な同意を受けなければなりません。ただし、適切な同意を受けることが困難な場合であっ

ても、次の要件をいずれも満たすときは、適切な措置を講ずることによって当該研究の実施について取得した要配慮個人情報を利用することができます（IC手続等の簡略化）。ただし、IC手続等の簡略化を行うにあたっては、個人情報保護法及び条例等を遵守するのは当然のこととして、倫理審査委員会において適否が判断されるべきとされています[6]。

- 研究対象者等が拒否できる機会が保障されること
- 研究の実施に侵襲（軽微な侵襲を除く）を伴わないこと
- 手続きを簡略化しても、研究対象者の不利益とならないこと
- 手続きを簡略化しなければ、研究の実施が困難、または研究の価値を著しく損ねること
- 学術研究機関が学術研究目的で取得する必要がある場合であって、研究対象者の権利利益を不当に侵害するおそれがない場合、または研究機関が情報を取得して研究を実施しようとすることに特段の理由がある場合であって、研究対象者等からIC及び適切な同意を受けることが困難である場合であること

　上記要件の「特段の理由がある場合であって、研究対象者等からIC及び適切な同意を受けることが困難である場合」とは、次掲の個人情報保護法20条2項2号ないし4号に規定する場合をいいます[7]。

- 人の生命、身体または財産の保護のために必要がある場合であって、本人の同意を得ることが困難であるとき（個人情報保護法20条2項2号）
- 公衆衛生の向上または児童の健全な育成の推進のために特に必要がある場合であって、本人の同意を得ることが困難であるとき（同項3号）
- 国の機関若しくは地方公共団体またはその委託を受けた者が法令の定める事務を遂行することに対して協力する必要がある場合であって、本人の同意を得ること

により当該事務の遂行に支障を及ぼすおそれがあると
き（同項4号）

　なお、講じられる適切な措置は次のいずれかをいいます
（生命・医学系指針第4章第8の8(2)）。

・研究対象者が含まれる集団に対し、試料・情報の取得
及び利用の目的及び内容を広報すること
・研究対象者に対し、速やかに、事後的説明を行うこと
・長期間に渡って継続的に試料・情報が取得または利用
される場合には、社会に対し、その実情を広報し、社
会に周知されるよう努めること

　学術研究機関等が学術研究目的で個人情報等を取扱う場
合、上記の要配慮個人情報の取得の制限（個人情報保護法第
20条第2項第5号及び第6号）の他に、利用目的変更の制限
（第18条第3項第5号及び第6号）、個人データの第三者提供
の制限（第27条第1項第6号及び第7号）について例外的に
適用が除外されています。そこで、学術研究機関及び学術研
究目的の意義が重要になります。

学術研究機関[8]

　「学術研究機関等」とは、大学その他の学術研究を目的とする機関若
しくは団体又はそれらに属する者をいいます（法第16条第8項）。そ
して、「大学その他の学術研究を目的とする機関若しくは団体」とは、
私立大学、公益法人等の研究所等の学術研究を主たる目的として活動す
る機関や学会をいい、「それらに属する者」とは、私立大学の教員、公
益法人等の研究所の研究員、学会の会員等をいいます。

　なお、民間団体付属の研究機関等における研究活動については、主た
る目的で判断されます。当該機関が学術研究を主たる目的とするもので
ある場合には、「学術研究機関等」に該当しますが、当該機関が単に製
品開発を目的としている場合は「学術研究を目的とする機関または団体」
には該当しません。そして、製品開発と学術研究の目的が併存している
場合には、主たる目的により該当性を判断します。

また、病院・診療所等の患者に対し直接医療を提供する研究機関は、原則として「学術研究機関等」に該当しませんが、大学附属病院のように患者に対して直接医療を提供する機関であっても学術研究機関等である大学法人の一部門である場合には、当該大学法人全体として「学術研究」を主たる目的とする機関であるため、「学術研究機関等」に該当するとされます[9]。

学術研究目的[10], [11]

　学術研究目的とは、個人情報を学術研究の用に供する目的で取り扱う必要があるとき（当該個人情報を取り扱う目的の一部が学術研究目的である場合を含みますが、個人の権利利益を不当に侵害するおそれがある場合を除きます。）をいいます（法第18条第3項第5号）。

　この「学術」とは、人文・社会科学及び自然科学並びにそれらの応用の研究であり、あらゆる学問分野における研究活動及びその所産としての知識・方法の体系をいいます。そして、「学術研究」とは、新しい法則や原理の発見、分析や方法論の確立、新しい知識やその応用法の体系化、及び、先端的な学問領域の開拓等をいいます。ただし、学術研究活動であったとしても、製品開発を目的として個人情報を取り扱う場合は、学術研究目的とは解されません。

適切な同意[12]

　ICとは、研究者が、研究対象者に対し、説明すべきとして定められた事項（本章4（3）参照）を説明し、その同意を受けることをいいます。研究対象者の同意は、説明を理解した上で、自由意思に基づいてなされることが必要となります（生命・医学系指針第1章第2(22)）。

　「適切な同意」とは、研究者が、研究対象者が同意に係る判断を行うために必要と考えられる事項（試料・情報の利用目的・同意の撤回が可能である旨等）を、個人情報保護法の趣旨に沿った合理的かつ適切な方法によって明示した上で、必要な範囲の同意（研究に用いる情報の取得に関する同意、第三者に提供する場合にあってはその旨の同意、海外に提供する場合にあってはその旨の同意を含む）を受けることをいいます（生命・医学系指針第1章第2(23)及び第8の1（6））。

　「適切な同意」には、個人情報等の取扱いに関する同意も含まれていることから、個人情報等を取り扱うにあたって、個人情報保護法を遵守する必要があることから、2023年改正において、「個人情報保護法における本人の同意を満たすもの」と明記されました。

　「適切な同意」を受けるとは、研究対象者等の承諾する旨の意思表示を認識することをいいます。

　「適切な同意」を受ける方法としては、以下のものがあります。

- 口頭による意思表示
- 書面の受領（電磁的記録を含む）
- メールの受信
- 確認欄へのチェック
- ホームページ上のボタンのクリック

　(ii)　要配慮個人情報以外の情報を取得する場合：研究者は、原則として、研究対象者等から IC または適切な同意を受けなければなりません。

　　しかし、適切な同意を受けることが困難な場合であって、学術研究の用に供するときその他の研究に用いられる情報を取得して研究を実施しようとすることに特段の理由があるときは、当該研究の実施について、研究対象者等が拒否できる機会を保障しなければなりません（オプトアウト）。

　　ただし、研究に用いられる情報（要配慮個人情報）を共同研究機関に提供する場合の手続きは、後記(3)イを準用します。

【新たに試料・情報を取得して実施する場合】[13) 8頁]

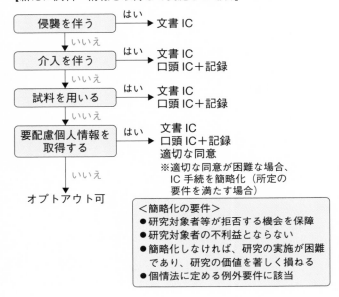

(2) **自らの研究機関において保有している既存試料・情報を用いた研究 (生命・医学系指針第4章第8の1(2))**

　自らの研究機関において保有している既存試料・情報を用いた研究を行う場合に実施するICを受ける手続きに関して定めたものです。

　「自らの研究機関において保有」とは、過去に当該医療機関が別の研究を実施した際に取得し、保有している場合のほか、医療機関を有する法人等において、研究目的ではなく診療を通じて得た試料・情報を保有している場合などを指します。

　なお、2023年改正により、匿名加工情報については、研究対象者等のIC取得が困難な場合に該当しなくても、ICを受けないで研究に用いることができるようになりました。

ア　試料を用いる研究

　研究者等は、原則としてICを受けなければなりません（文書IC または、口頭ICを受けた上で記録を作成）。

　ただし、以下のいずれかに該当するときは、これらの手続きを行

わずに、既存試料・情報を利用することができます。

㋐　IC 手続きが不要

　　以下のいずれかに該当するときは、IC 手続きが不要になります。

　　　　・当該既存試料が、既に特定の個人を識別することができな
　　　　　い状態にあり、当該既存試料を用いることにより個人情報
　　　　　が取得されることがないこと

　　　　・当該研究に用いられる情報が、仮名加工情報（既存のもの
　　　　　に限る）、匿名加工情報または個人関連情報であること

　　なお、「当該既存試料が、既に特定の個人を識別することがで
きない状態」とは、試料が研究を開始する以前から既に、他の情
報等と照合することによっても特定の個人を識別することができ
ない状態にあることをいい、「当該既存試料を用いることにより
個人情報が取得されることがないこと」とは、研究の実施におい
て、試料の解析等により個人情報を取得することがないことをい
います[14]。

　　IC を受けることが困難な場合とは、以下の個人情報保護法第
18条 3 項 2 号ないし 4 号に規定する場合を指します（以下「個人
情報保護法18条例外要件」といいます）[15]。

　　　　・人の生命、身体または財産の保護のために必要がある場合
　　　　　であって、本人の同意を得ることが困難であるとき（個人
　　　　　情報保護法18条 3 項 2 号）

　　　　・公衆衛生の向上または児童の健全な育成の推進のために特
　　　　　に必要がある場合であって、本人の同意を得ることが困難
　　　　　であるとき（同 3 号）

　　　　・国の機関若しくは地方公共団体又はその委託を受けた者が
　　　　　法令の定める事務を遂行することに対して協力する必要が
　　　　　ある場合であって、本人の同意を得ることにより当該事務
　　　　　の遂行に支障を及ぼすおそれがあるとき（同 4 号）

　　各号の解釈については、「個人情報の保護に関する法律につい
てのガイドライン（通則編）」の「 3 - 1 - 5　利用目的による制

限の例外（法第18条第3項関係）」等をご参照ください。

(イ)　研究対象者等に対する通知・公開

　　当該既存試料・情報が(ア)に該当しない場合であって、その同意を受けた先行する研究において明示された目的とは別の利用目的のために試料を利用するときには、先行研究と同様の目的で追加研究を行う等、先行する研究がこれから実施する研究と関連性があることについて倫理審査委員会の審査を受けた上で、研究機関の長の了承を受けているなど、その同意が当該研究の目的と相当の関連性があると合理的に認められるときは、当該研究の実施について、所定の事項を研究対象者等に通知し、または公開していれば、ICを受けることを要しません。

(ウ)　通知・適切な同意

　　当該既存試料・情報が(ア)または(イ)のいずれにも該当しない場合であっても、当該既存試料を用いなければ研究の実施が困難である場合には、当該研究の実施について、所定の事項を研究対象者等に通知した上で適切な同意を受けているときは、ICを受けることを要しません。

　　なお、「当該既存試料を用いなければ研究の実施が困難である場合」とは、新たに試料を取得し、解析等を行うことでは当該研究の実施が困難である場合をいいます。これまで「社会的に重要性の高い研究」という要件でしたが、意味が曖昧であること、また、科学技術の発展により、予想していなかった情報についても取得するおそれがあることから、2023年改正で「当該既存試料を用いなければ研究の実施が困難である場合」に変更になりました[11]。

(エ)　オプトアウト

　　当該既存試料・情報が(ア)から(ウ)のいずれにも該当しない場合であっても、研究対象者から取得された資料・情報について、研究対象者等から同意を受ける時点では特定されない将来の研究のために用いられる可能性または他の研究機関に提供する可能性がある場合には、その旨、同意を受ける時点において想定される内容、並びに実施される研究及び提供先となる研究機関に関する情報を

研究対象者等が確認する方法について同意を受け（以下「包括的
な同意」といいます）、その後、当該同意を受けた範囲内におけ
る研究の内容が特定された場合は、オプトアウトにより研究を実
施することができます。

　また、包括的同意を取得していない場合であっても、当該既存試
料を用いなければ研究の実施が困難、かつ次の要件のいずれかを
満たす場合は、オプトアウトにより研究を実施することができます。
①　学術研究機関等が学術研究目的で個人情報を取扱う必要があ
　　る場合であって、研究対象者の権利利益を不当に侵害するおそ
　　れがないこと。
②　当該研究を実施することに特段の理由がある場合であって、
　　研究対象者等から IC または適切な同意を受けることが困難で
　　あること。

　なお、②の「特段の理由がある場合であって、研究対象者等か
ら IC または適切な同意を受けることが困難である」とは、個人情
報保護法18条例外要件に該当する場合（（ア）参照）を指します[15]。

匿名加工情報、非識別加工情報、仮名加工情報、個人関連情報

　匿名加工情報とは、特定の個人を識別することができないように個人
情報を加工して、その個人情報を復元することができないようにしたも
のをいいます（個人情報保護法 2 条 9 項）。

　仮名加工情報とは、個人情報に含まれる記述等の一部を削除、または
個人情報に含まれる個人識別符号の全部を削除して、他の情報と照合し
ない限り特定の個人を識別することができないように加工して得られる
個人に関する情報をいいます（個人情報保護法 2 条 5 項）。

　これは、令和 2 年の個人情報保護法の改正で創設されました。

　匿名加工情報と仮名加工情報は、共に加工によって特定の個人を識別
できないようにするものです。しかし、匿名加工情報は、もとの個人情
報が復元できないようにしているのに対し、仮名加工情報は、他の情報
と照合すれば特定の個人が識別することが可能であり、復元も可能とな
ります。

　なお、従来、個人情報については、民間事業者は個人情報保護法、行

政機関は行政機関個人情報保護法、独立行政法人等は独立行政法人等個人情報保護法、地方独立行政法人等は個人情報保護条例と、それぞれ取扱う主体によって異なる規制を受けていましたが、令和4年4月1日、行政機関個人情報保護法等は廃止され、個人情報保護法で一元的に規制されるようになりました。

これに伴い「匿名加工情報」と同義の「非識別加工情報」（行政機関個人情報保護法2条8項）という用語は用いられなくなりました。

また、個人関連情報は、これは生存する個人に関する情報であって、個人情報、仮名加工情報または匿名加工情報のいずれにも該当しないものをいいます（個人情報保護法2条7項）。

【自らの研究機関において保有している既存試料・情報を用いて研究を実施する場合（試料を用いる研究）】[13) 9頁

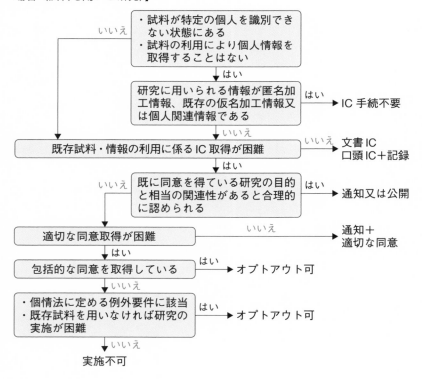

イ　試料を用いない研究

　研究者等は、原則として IC（文書 IC、または口頭 IC 及び記録）を受けなければなりません。

　ただし、以下のいずれかに該当するときは、これらの手続きを行わずに、既存試料・情報を利用することができます。

（ア）　IC 手続きが不要

　　当該研究に用いられる情報が、仮名加工情報（既存のものに限る。）、匿名加工情報または個人関連情報であるときは、IC 手続きが不要になります。

（イ）　通知または公開

　　当該研究に用いられる情報が（ア）に該当しない場合であり、かつ、既に同意を得ている研究目的とは別の利用目的のために試料を利用するときであっても、その同意が当該研究の目的と相当の関連性があると合理的に認められるときには、当該研究の実施について、所定の事項を研究対象者等に通知し、または公開していれば、IC を受けることを要しません。

（ウ）　包括的な同意

　　当該研究に用いられる情報が（ア）または（イ）のいずれにも該当しない場合であっても、包括的な同意を受け、その後、当該同意を受けた範囲内における研究の内容が特定された場合は、オプトアウトにより研究を実施することができます。

（エ）　通知・適切な同意

　　当該研究に用いられる情報が（ア）から（ウ）のいずれにも該当しない場合であっても、研究対象者等に所定の事項を通知した上で適切な同意を受けているときは、IC を受けることを要しません。

（オ）　オプトアウト

　　当該研究に用いられる情報が（ア）から（エ）のいずれにも該当しない場合であっても、次のいずれかの要件を満たしているときは、オプトアウトにより研究を実施することができます。

　　　・新たに作成される仮名加工情報であること

　　　・学術研究機関等が学術研究目的で個人情報を取扱う必要が

ある場合であって、研究対象者の権利利益を不当に侵害するおそれがないこと
・当該研究を実施しようとすることに特段の理由がある場合であって、研究対象者等から適切な同意を受けることが困難であること

【自らの研究機関において保有している既存試料・情報を用いて研究を実施する場合（試料を用いない研究）】[13]10頁

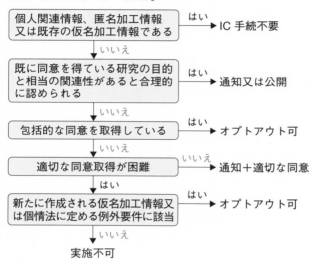

(3) 他の研究機関に既存試料・情報を提供する場合（生命・医学系指針第4章第8の1(3)）

　他の研究機関に対して既存資料及び情報の提供を行う場合に実施するICを受ける手続きに関して定めたものです。この点について、①委託に伴って提供する場合（個人情報保護法27条5項1号参照）、②共同利用に伴って提供する場合（同項3号）は、(3)所定の手続きを行う必要はありません。

　なお、多機関共同研究において、クラウドサービス等を利用し、他の研究機関がクラウドに保存されている情報を利用・閲覧可能な状態

に置くことも、他の研究機関への情報提供に当たるので、注意が必要
です。

**ア　他の研究機関に対して既存の試料及び要配慮個人情報を提供する
場合**

　他の研究機関に対して既存試料・情報の提供を行う者（以下「提
供者」といいます）は、原則として IC（文書 IC、または、口頭 IC
及び記録）を受けなければなりません。

　ただし、以下のいずれかに該当するときは、これらの手続きを行
わずに、既存試料・情報を提供することができます。

(ア)　IC 手続きが不要

　IC 手続きを行うことが困難で、次の全ての要件を満たすとき、
IC 手続きを行うことを要しません。

　　　・特定の個人を識別することができない状態にある既存試料
　　　　のみを提供する場合
　　　・提供先研究機関において当該既存試料を用いることにより
　　　　個人情報が取得されることがない

(イ)　包括的な同意

　(ア)に該当しない場合であっても、包括的な同意を受けており、
その後、当該同意を受けた範囲内における研究の内容が特定され
た場合は、オプトアウトにより試料等の提供ができます。

(ウ)　通知・適切な同意

　(ア)または(イ)のいずれにも該当しない場合であって、研究対象者
等に生命・医学系指針第 4 章第 8 の 6 所定の事項（⑦及び⑧を除
く）を通知した上で適切な同意を受けているとき、IC を受ける
ことを要しません。

(エ)　オプトアウト

　(ア)から(ウ)のいずれにも該当しない場合において、次に掲げるい
ずれかの要件を満たしているときは（以下「個人情報保護法 27 条
例外要件」といいます）、オプトアウトを実施することにより試料
等の提供ができます。ただし、既存試料を提供する場合は、当該
既存試料を用いなければ研究の実施が困難であることが必要です。

・学術研究目的で共同研究機関として提供を受ける必要がある場合であって、研究対象者の権利利益を不当に侵害するおそれがないこと（個人情報保護法27条1項5号）
・学術研究目的で取り扱う必要がある場合であって研究対象者の権利利益を不当に侵害するおそれがないこと（同項6号）
・提供を受けることに特段の理由がある場合であって研究対象者等から適切な同意を受けることが困難であること（同項3号）[15]

【他の研究機関に既存試料・情報を提供する場合（試料、要配慮個人情報を提供する場合）】[13)11頁

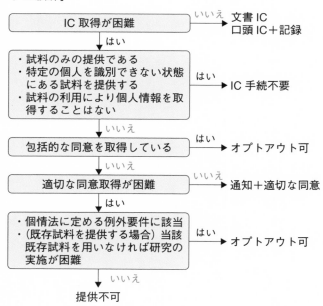

イ　要配慮個人情報以外の情報を提供する場合

　提供者は、原則として、IC（文書IC、または、口頭IC及び記録。）または適切な同意を得なければなりません。

　ただし、以下のいずれかに該当するときは、これらの手続きを行わずに、既存試料・情報を提供することができます。なお、IC を受ける手続きの簡略化は、2023年改正で削除されました。

⑺　IC 手続きが不要

　IC 手続きを行うことが困難で、次のいずれかの要件を満たすとき、IC 手続きを行うことを要しません。

①　当該研究に用いられる情報が、個人関連情報である場合であって、提供先研究機関が、当該個人関連情報を個人情報として取得することが想定されないとき

②　当該研究に用いられる情報が、個人関連情報である場合であって、提供先研究機関が、当該個人関連情報を個人情報として取得することが想定される場合であって、次の個人情報保護法27条例外要件のいずれかに該当するとき、または、提供先研究機関において研究対象者等の適切な同意が得られていることを情報提供者が確認しているとき

　　・学術研究目的で共同研究機関として提供を受ける必要がある場合であって、研究対象者の権利利益を不当に侵害するおそれがないこと

　　・学術研究目的で取り扱う必要がある場合であって、研究対象者の権利利益を不当に侵害するおそれがないこと

　　・提供を受けることに特段の理由がある場合であって、研究対象者等から適切な同意を受けることが困難であること[15]

③　適切な同意を受けることが困難な場合であって、当該研究に用いられる情報が匿名加工情報であるとき

⑻　包括的な同意

　⑺に該当しない場合であっても、包括的な同意を受けており、その後、当該同意を受けた範囲内における研究の内容が特定された場合は、オプトアウトにより情報の提供ができます。

⑼　オプトアウト

　⑺及び⑻に該当しない場合であっても、適切な同意を受けることが困難な場合であって、次の個人情報保護法27条例外要件のいず

れかに該当するときは、オプトアウトにより情報の提供ができます。

・学術研究目的で共同研究機関として提供を受ける必要がある場合であって、研究対象者の権利利益を不当に侵害するおそれがないこと

・学術研究目的で取り扱う必要がある場合であって研究対象者の権利利益を不当に侵害するおそれがないこと

・提供を受けることに特段の理由がある場合であって研究対象者等から適切な同意を受けることが困難であること[15]

【他の研究機関に既存試料・情報を提供する場合（試料、要配慮個人情報以外を提供する場合）】[13]12頁

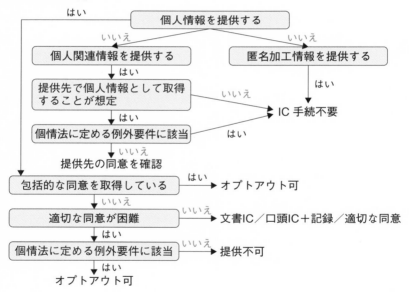

　他の研究機関に既存試料・情報を提供する場合、生命・医学系指針第4章第8の1(3)所定の手続きが必要となりますが、委託に伴って提供する場合（個人情報保護法27条5項1号）、共同利用に伴って提供する場合（同項3号）には、研究者等は、原則として、これらの手続きを行う必要はありません。

⑷　他の研究機関に既存試料・情報の提供のみを行う者の手続き（生命・医学系研究指針第 4 章第 8 の 1 ⑷）

　　他の研究機関に既存試料・情報の提供のみを行う場合に実施する IC を受ける手続きに関して定めたものです。

　　他の研究機関に既存試料・情報の提供のみを行う者は、前記⑶の手続きに加えて、次に掲げる全ての要件を満たす必要があります。

　ア　所属機関の長による適正に既存試料・情報を提供するために必要な体制及び規程（試料・情報の取扱いに関する事項を含む。）を整備すること

　イ　IC 手続が不要な場合（生命・医学系指針第 4 章第 8 の 1 ⑶ア㋐、イ㋐①、イ㋐②（ⅰ）、イ㋑）、提供を行う者は、その提供について所属機関の長に報告すること

　ウ　包括的同意、オプトアウトまたは提供先において適切な同意を得られていることを提供元が認識している場合（生命・医学系指針第 4 章第 8 の 1 ⑶ア㋑、ア㋒、イ㋐②（ⅱ）、イ㋒、イ㋓）、提供を行う者は、倫理審査委員会の意見を聞いた上で所属機関の長の許可を得ていること

　エ　包括的同意、またはオプトアウトにより提供を行う場合（生命・医学系指針第 4 章第 8 の 1 ⑶ア㋑、ア㋒、イ㋐②（ⅱ）、イ㋒、イ㋓）、研究機関の長は、研究の実施に関する情報を研究対象者等に通知、または研究対象者等が容易に知り得る状態に置かれることを確保すること（なお、「研究対象者等が容易に知り得る状態に置かれることを確保」には、オプトアウト等の情報公開に係る規程の策定、掲載場所の確保（院内掲示・インターネット上における周知等）等が考えられます。）

⑸　他の研究機関から既存試料・情報の提供を受けて実施する研究（生命・医学系指針第 4 章第 8 の 1 ⑸）

　　前記⑶の手続（生命・医学系指針第 4 章第 8 の 1 ⑶）に基づき既存試料・情報の提供を受けて研究を行う場合（以下、既存試料・情報の提供をする機関を「提供元」といいます）に実施する IC を受ける手

続きに関して定めたものです。提供を受ける研究者等は、次に掲げる全ての事項を確認しなければなりません（以下「提供元の手続等の確認」といいます）。

　　　・IC の内容または(3)の規定による講じた措置の内容
　　　・提供元の名称、住所及びその長の氏名
　　　・当該既存試料・情報の取得の経緯

　これは、提供を受ける既存試料・情報の内容に関係なく共通です。これ以外に要する手続きを既存試料・情報の内容等にしたがって説明します。なお、IC を受ける手続きの簡略化は、2023年改正で削除されました。

ア　既存試料及び要配慮個人情報の提供を受ける場合

(ｱ)　提供元の手続等の確認のみ

　　次のいずれかの場合、提供元の手続等の確認をすれば足りるとされています。

　　　・提供元において IC（文書 IC または口頭 IC 及び記録）を受けているとき
　　　・提供元において IC を受けていないが、既存試料のみの提供を受け、かつ、その試料が特定の個人を識別できない状態で試料の提供を受ける場合であって、利用により個人情報が取得できないとき

(ｲ)　オプトアウト

　　提供元において所定の事項を通知した上で適切な同意を受けて試料の提供を受けている場合、または、オプトアウトにより取得した試料等の提供を受ける場合には、研究者等は提供元機関の手続等の確認に加えて、オプトアウトにより研究を実施することができます（生命・医学系指針第 4 章第 8 の 1 (5)イ(ｲ)）。

【他の研究機関から既存試料・情報の提供を受けて研究を実施しようとする場合（試料、要配慮個人情報の提供を受ける場合）】[13]13頁

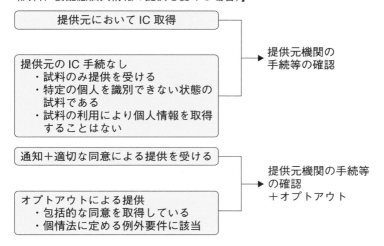

イ　要配慮個人情報以外の情報提供を受ける場合

　㋐　提供元の手続等の確認のみ

　　　以下の場合、提供元の手続等の確認をすれば足りるとされています。

　　　　　・提供元において IC または適切な同意を受けているとき

　　　　　・提供元において IC または適切な同意を受けていないが、個人関連情報を個人情報として取得することが想定されていないとき

　　　　　・提供元において IC または適切な同意を受けていないが、適切な同意を得ることが困難な場合で、提供を受ける情報が匿名加工情報であるとき

　㋑　生命・医学系指針第 4 章第 8 の 1(2)イに準じた手続

　　　　個人関連情報を個人情報として取得することが想定されている場合、研究者等は、前記(2)イの自らの機関において保有する既存の情報を用いて研究を実施する場合（生命・医学系指針第 4 章第 8 の 1(2)イ）に準じた手続きを行うことが必要となります。

㈡　オプトアウト

　　個人関連情報を個人情報として取得することが想定されている場合において、提供元において包括的同意を受けて、または次の個人情報保護法27条例外要件のいずれかに該当しオプトアウトにより取得した情報の提供を受けた場合には、研究者等は提供元機関の手続等の確認に加えて、オプトアウトを実施することで研究を行うことができます（生命・医学系指針第4章第8の1⑸イ(イ)）。

　　　・学術研究目的で共同研究機関として提供を受ける必要がある場合であって、研究対象者の権利利益を不当に侵害するおそれがないこと
　　　・学術研究目的で取り扱う必要がある場合であって、研究対象者の権利利益を不当に侵害するおそれがないこと
　　　・提供を受けることに特段の理由がある場合であって、研究対象者等から適切な同意を受けることが困難であること[15]

【他の研究機関から既存試料・情報の提供を受けて研究を実施しようとする場合（試料、要配慮個人情報以外の情報提供を受ける場合）】[13][14]頁

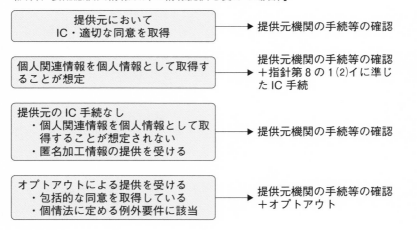

⑹　**外国にある者へ試料・情報を提供する場合（生命・医学系指針第 4
章第 8 の 1 ⑹）**

　　外国にある研究機関や検査受託会社等の事業者等に対し、試料・情
報を提供する場合（当該試料・情報の取扱いの全部または一部を外国
にある者に委託する場合を含みます）に実施する IC を受ける手続き
に関して定めたものです。この場合、前記⑴から⑸までの手続に加え
て、原則として、研究対象者等の適切な同意を受ける必要があります。
「適切な同意」とは、研究対象者の試料・情報が、外国にある者に提
供されることを承諾する旨の研究対象者等の意思表示をいいます[16]。

　　なお、提供者は、適切な同意を受けようとする場合、研究対象者等
に対し、予め、次の情報を提供しなければなりません。

　　〈原則〉　移転先の外国の名称、適切かつ合理的な方法により得られ
　　　た同国における個人情報の保護に関する制度に関する情報、移転
　　　先が講ずる個人情報保護のための措置に関する情報（生命・医学
　　　系指針第 4 章第 8 の 1 ⑹イ）。

　　〈例外 1 〉　提供先の第三者が所在する外国を特定できない場合には、
　　　当該外国の名称及び当該外国の個人情報の保護に関する制度に関
　　　する情報に代えて、次の①及び②の情報（規則第17条第 3 項）[17]。

　　　　①　特定できない旨及びその理由（同項 1 号）

　　　　②　提供事項に代わる本人に参考となるべき情報がある場合に
　　　　　は、当該情報（同項 2 号）

　　〈例外 2 〉　同意取得時において、提供先の外国にある第三者が講ず
　　　る個人情報の保護のための措置に関する情報の提供ができない場
　　　合には、当該情報に代えて、当該情報を提供できない旨及びその
　　　理由（同条 4 項）。

　　ただし、次のアからウのいずれかに該当するときは、提供者は研究
対象者等の適切な同意を受けることを要しません。

ア　追加手続不要

　⑺　日本国と同等の水準にあると認められる個人情報保護制度を有
　　　している外国への提供

　　　　提供する第三者が属する国が個人の権利利益を保護する上で日

本国の法律と同等の水準にあると認められる個人情報の保護に関する制度を有している外国であるときは適切な同意を受ける必要がありません（個人情報保護法28条1項、個人情報保護規則15条）。

　なお、日本国の法律と同等の水準にあると認められる個人情報の保護に関する制度を有している外国は、EU及び英国が該当します[18]。

　個人情報保護委員会は、一定の国または地域における個人情報の保護に関する制度と日本国の個人情報保護法との間の本質的な差異の把握に資する一定の情報を公表していますので参考にしてください（https://www.ppc.go.jp/personalinfo/legal/kaiseihogohou/#gaikoku）[19]。

㋑　一定の基準を満たす体制を整備している場合

　研究者等は、第三者が次の基準のいずれかを満たす体制を整備している場合、研究対象者等から適切な同意を受ける必要はありません（個人情報保護法28条1項、個人情報保護規則16条）。

①　研究者等と個人情報受領者との間で、当該受領者における当該個人情報の取扱いについて、適切かつ合理的な方法により、個人情報保護法第4章第2節個人情報取扱事業者及び個人関連情報取扱事業者の義務の規定（個人情報保護法17条ないし40条）の趣旨に沿った措置の実施が確保されていること（規則16条1号）。

②　提供を受ける者が、個人情報の取扱いに係る国際的な枠組みに基づく認定を受けていること（規則16条2号）。

　ただし、この場合、研究者等は、研究対象者等の求めに応じて当該必要な措置に関する情報を当該研究対象者等に提供しなければなりません。

　なお、この場合、提供者は、個人情報保護委員会規則16条で定めるところにより、当該第三者による相当措置の継続的な実施を確保するために必要な措置を講ずるとともに、研究対象者等の求めに応じて当該必要な措置に関する情報を当該本人に提供しなけ

ればなりません（個人情報保護法28条 3 項）[20]。そのため、提供者は、当該第三者において当該個人データの取扱いが継続する限り、個人情報保護法第28条第 3 項に基づく措置等を講ずる必要があります。

㋒　提供元機関の長に報告が行われる場合

　　試料・情報の提供について提供元機関の長に報告が行われ、提供する試料・情報が次の①から③のいずれかに該当する場合、提供者は、研究対象者等の適切な同意を受ける必要はありません（⑹ア㋐①）。

①　適切な同意を受けることが困難な場合であって、提供しようとする試料が特定の個人を識別することができない状態にあり、提供先において当該試料を用いることにより個人情報が取得されることがないとき

②　適切な同意を受けることが困難な場合であって、提供しようとする研究に用いられる情報が匿名加工情報であるとき

③　提供しようとする研究に用いられる情報が、個人関連情報（提供先が当該個人関連情報を個人情報として取得することが想定される場合を除く。）であるとき

㋓　個人関連情報の提供で提供先が個人情報として取得することが想定される場合

　ⅰ）　次の個人情報保護法27条例外要件のいずれかに該当するとき、提供者は、研究対象者等の適切な同意を受ける必要はありません（⑹ア㋐②）。

①　学術研究機関等に該当する研究機関が当該個人関連情報を学術研究目的で共同研究機関である外国にある者に提供する必要がある場合であって、研究対象者の権利利益を不当に侵害するおそれがないこと

②　学術研究機関等に該当する外国にある者に当該個人関連情報を提供する場合であって、提供先が学術研究目的で取り扱う必要があり、研究対象者の権利利益を不当に侵害するおそれがないこと

③　当該個人関連情報を提供することに特段の理由がある場合
　　であって、提供先において研究対象者等の適切な同意を取得
　　することが困難であること[15]
ⅱ）　提供先における同意、倫理審査委員会の意見聴取、及び、
　　提供元機関の長の許可を得ているとき、提供者は、研究対象者
　　等の適切な同意を受ける必要はありません（(6)ア(ア)②）。

イ　IC 手続の簡略化

上記アに非該当だとしても、要配慮個人情報を新たに取得して、
当該情報を外国にあるものに提供する場合であって、IC 手続の簡
略化に必要な要件を備えた上で手続きを実施している場合、次の全
ての要件を満たしていることについて倫理審査委員会の意見聴取、
及び、提供元機関の長の許可を得ているとき（(6)ア(イ)）、提供者は、
IC 手続の簡略化により、第三者に提供することができます。

①　適切な同意を得ることが困難
②　上記ア(エ) i の要件のいずれかに該当
③　次の手続の簡略化の要件を満たすこと（生命・医学系指針第
　　4 章第 8 の 8(1)）
・研究の実施に侵襲（軽微な侵襲を除く。）を伴わないこと
・手続を簡略化することが、研究対象者の不利益とならないこ
　と
・手続を簡略化しなければ、研究の実施が困難であり、または
　研究の価値を著しく損ねること
・社会的に重要性が高い研究と認められるものであること
④　次のいずれかの措置を施すこと（生命・医学系指針第 4 章第
　　8 の 8(2)）
・研究対象者等が含まれる集団に対し、試料・情報の取得及び
　利用の目的及び内容（方法を含む。）について広報すること
・研究対象者等に対し、速やかに、事後的説明（集団に対する
　ものを含む）を行うこと
・長期間にわたって継続的に試料・情報が取得され、または利
　用される場合には、社会に対し、その実情を当該試料・情報

　　の取得または利用の目的及び方法を含めて広報し、社会に周
　　知されるよう努めること
　⑤　情報提供を行うこと

ウ　オプトアウト

　　ア及びイに非該当だとしても、適切な同意を得ることが困難、及
び、提供元機関の長の許可を得ている場合、次の個人情報保護法27
条例外要件のいずれかを満たしていることについて倫理審査委員会
の意見を聴取した上で、提供者は、オプトアウトの実施により、第
三者に提供することができます（(6)ア(ウ)）。

　・学術研究目的で共同研究機関として提供を受ける必要がある場
　　合であって、研究対象者の権利利益を不当に侵害するおそれが
　　ないこと
　・学術研究目的で取り扱う必要がある場合であって研究対象者の
　　権利利益を不当に侵害するおそれがないこと
　・提供を受けることに特段の理由がある場合であって研究対象者
　　等から適切な同意を受けることが困難であること[15]

【外国にある者へ試料・情報を提供する場合の取扱い（国内でのICに加えて行う手続き）】[13)16頁]

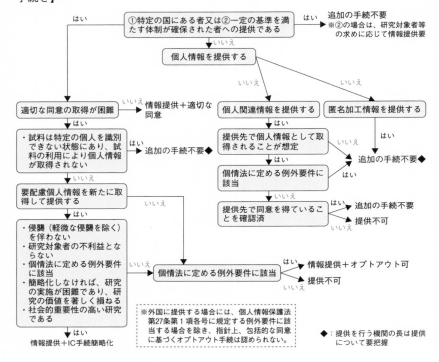

B　代諾者等からICを受ける場合の手続き（生命・医学系指針第4章第9）

(1)　代諾が必要な場合

ICは、研究対象者本人から受けるのが原則です。しかし、研究対象者が未成年者であるとき、または成人であっても何らかの理由により有効なICを与える能力を欠くときは、研究対象者に代わる者（以下「代諾者」といいます）から承諾を得る必要があります。

(2)　代諾の要件

研究者等が、代諾者等からICを受ける場合には、研究計画書に、代諾者の選定方針、代諾者への説明事項、及び、未成年者または成年であってもICを与える能力を欠くと客観的に判断される者を研究対

象者とすることが必要な理由を記載しなければなりません（生命・医学系指針第4章第9の1(1)ア）。

　そして、研究対象者が、未成年者、成年であってもICを与える能力を欠くと客観的に判断される者、または、死者（ただし、研究の実施が、その生前における明示的な意思に反している場合には、そもそも研究対象者となりません）のいずれかに該当することが必要となります（同指針第4章第9の1(1)イ）。

　未成年者とは、満20歳未満であって婚姻したことがない者をいいましたが（旧民法4条、753条）、民法の一部を改正する法律が2022（令和4）年4月1日に施行されたことに伴い、成年年齢が満18歳に引き下げられるとともに（民法4条）、婚姻年齢が18歳になったことから（民法731条）、未成年者は満18歳未満の者となりました。一定の場合には、例外が認められています。すなわち、研究対象者が中学校の課程を修了している、または16歳以上の未成年者であり、かつ、研究を実施されることに関する十分な判断能力を有すると判断され、倫理審査委員会の意見を聴いた上で研究機関の長が許可したときは、未成年である研究対象者からICを得ることができます（同指針第4章第9の1(1)イ(ア)）。その場合、研究計画書には、研究の実施に侵襲を伴わない旨及び研究の目的等研究の実施についての情報を公開し、研究対象者の親権者または未成年後見人が研究の実施または継続を拒否できる機会を保障する旨が記載されていなければなりません。

　また、成年のICを与える能力の有無については、成年後見人または保佐人等が選任されていることのみをもって、直ちにICを与える能力を欠くと判断するものではありません。個々の研究対象者の状態のほか、研究対象者への負担並びに予測されるリスク及び利益の有無、内容等といった研究の内容も踏まえて判断します。

(3)　代諾の手続き

　研究者等が、代諾者等からICを受ける場合には、研究計画書の代諾者等の選定方針にしたがって代諾者等を選定し、当該代諾者等に対し、所定の説明事項を説明しなければなりません（同指針第4章第9の1(2)）。

また、研究者等が、代諾者等から IC を受けた場合であっても、研究対象者が、研究対象者が中学校の課程を修了している、または16歳以上の未成年者であり、かつ、研究を実施されることに関する十分な判断能力を有すると判断されるときは、研究対象者からも IC を受ける必要があります（同指針第4章第9の1(3)）。この場合、研究者等は、研究対象者の発達の段階に応じて、適切な説明を行うように心がけ、研究対象者の理解を得るように努める必要があります。

　そして、研究者等が、代諾者等から IC を受けた場合であっても、研究対象者が（中学校の課程を未修了であり、且つ16歳未満の未成年者であるにもかかわらず）自らの意向を表明することができると判断されるときは、研究対象者からもインフォームド・アセントを受けるように努めなければなりません（同指針第4章第9の2）。ICH（International Council for Harmonisation of Technical Requirements for Pharmaceuticals for Human Use：医薬品規制調和国際会議）において合意されている小児集団における医薬品の臨床試験に関するガイダンスに関する質疑応答集（Q&A）（2001（平成13）年6月22日厚生労働省医薬局審査管理課事務連絡）では、未成年者からインフォームド・アセントを取得する年齢について、米国小児学会のガイドラインを参考に、おおむね7歳以上（文書によるアセントは、おおむね中学生以上）との目安が示されています[21),22)]。

C　IC 手続きの簡略化

　研究者等は、次の要件を全て満たす場合に、研究機関の長の許可を受けた研究計画書に定めるところにより、IC 手続きの簡略化を行うことが認められています（同指針第4章第8の8）。
　　①　研究の実施に侵襲を伴わないこと
　　②　手続を簡略化が研究対象者の不利益とならないこと
　　③　手続を簡略化しなければ、研究の実施が困難、または研究の価値を著しく損ねること
　　④　社会的に重要性が高い研究と認められるものであること
　なお、研究者等は、手続きが簡略化される場合には、研究対象者等

が含まれる集団に対し、試料・情報の収集及び利用の目的及び内容（方法を含む）について広報すること、研究対象者等に対し、速やかに、事後的説明（集団に対するものを含む）を行うことなどが必要です。

D　同意の取得後における事情変更

(1)　研究対象者に緊急かつ明白な危機が生じている状況

研究対象者に緊急かつ明白な生命の危機が生じているとき、研究者等は、次に掲げる要件の全てに該当すると判断したときは、研究対象者等の同意を受けずに研究を実施することができます（生命・医学系指針第4章第8の7）。ここに、研究対象者に緊急かつ明白な生命の危機が生じているとは、時間的にも極めて切迫しており、研究対象者本人はもとより、代諾者等からも適正な同意は得られない状況をいいます[21]。

この手続きを行う場合には、あらかじめ研究計画書に定めることが必要となります。

　① 　研究対象者に緊急かつ明白な生命の危機が生じていること
　② 　介入を行う研究の場合には、通常の診療では十分な効果が期待できず、研究の実施により研究対象者の生命の危機が回避できる可能性が十分にあると認められること
　③ 　研究の実施に伴って研究対象者に生じる負担及びリスクが必要最小限のものであること
　④ 　代諾者または代諾者となるべき者と直ちに連絡を取ることができないこと

そして、当該研究を実施した場合には、速やかに、所定の説明事項を記載した文書によりICの手続きを行わなければなりません。

(2)　同意の撤回等

研究対象者等は、同意の撤回または拒否をすることができます。

研究者等は、研究対象者等から同意の撤回または拒否があった場合には、できるだけ速やかに、同意の撤回または拒否の内容にしたがった措置をしなければなりません。なお、同意の撤回または拒否の内容にしたがった措置には、既に取得した試料・情報の使用停止または廃

棄、他機関への試料・情報の提供の差止め等が該当します（生命・医学系指針第4章第8の9）。

　ただし、論文として既に公表している研究結果に係る同意の撤回など同意の撤回または拒否の内容にしたがった措置を講じることが困難な場合であって、当該措置を講じないことについて倫理審査委員会の意見を聴いた上で研究機関の長が許可したときは、当該措置をしなくても構いません。

＊　＊　＊　＊　＊

4　説明文書及び同意文書の作成

(1)　GCP で定める IC における説明事項

　被験者に対する説明文書には、少なくとも次の事項が含まれていることが必要です（GCP51条1項）。

① 治験が研究を伴うこと（同項1号）

② 治験の目的（同項2号）

③ 治験責任医師または治験分担医師の氏名、職名及び連絡先（同項3号）

④ 治験の方法（同項4号）

⑤ 予期される臨床上の利益及び危険性または不便（同項5号）

⑥ 患者を被験者にする場合には、当該患者に対する他の治療方法の有無及びその治療方法に関して予測される重要な利益及び危険性（同項6号）

⑦ 被験者の治験への参加予定期間（同項7号）

⑧ 治験への参加は被験者の自由意思によるものであり、被験者またはその代諾者は、被験者の治験への参加を随時拒否または撤回することができること。また、拒否・撤回によって被験者が不利な扱いを受けないこと（同項8号及び同項9号）

⑨ モニター、監査担当者、治験審査委員会等及び規制当局が医療に係る原資料を閲覧できること（同項10号）

　＊原資料には、診療記録、検査記録、臨床研究対象者の服薬日誌、

薬物等の投与記録、エックス線写真等が該当します。

⑩　治験の結果が公表される場合であっても、被験者の秘密は保全されること（同項11号）

⑪　被験者が治験及び被験者の権利に関してさらに情報の入手を希望する場合または治験に関連する健康被害が生じた場合に照会すべきまたは連絡をとるべき実施医療機関の相談窓口（同項12号）

⑫　治験に関連する健康被害が発生した場合に被験者が受けることのできる補償及び治療（同項13号及び同項14号）

⑬　治験に参加する予定の被験者数（同項16号）

⑭　治験への参加の継続について被験者またはその代諾者の意思に影響を与える可能性のある情報が得られた場合には速やかに被験者またはその代諾者に伝えること（同項16号）

⑮　治験への参加を中止させる場合の条件または理由（同項16号）

⑯　被験者が費用負担をする必要がある場合にはその内容（同項16号）

⑰　被験者に金銭等が支払われる場合にはその内容（同項16号）

⑱　被験者が守るべき事項（同項16号）

治験への参加に同意することを確認する文書が「同意文書」（GCP52条1項参照）ですが、説明文書の内容を十分に理解した上で、当該治験に参加することに同意する旨が記載されます。

そして、同意文書には、被験者（または代諾者）と治験責任医師等の記名押印または署名と日付が記入されます（同条1項）。

(2)　臨床研究法で定める IC における説明事項

特定臨床研究実施者は、特定臨床研究対象者に対し、以下の事項を説明し、その同意を得なければなりません（臨床研究法9条、同規則46条）。説明は、できるかぎり平易な表現を用い、文書により行います（同規則47条1号）。

①　特定臨床研究の名称、当該研究の実施について実施医療機関の管理者の承認を受けている旨及び厚生労働大臣に実施計画を提出している旨

② 実施医療機関の名称及び研究責任医師の氏名・職名

③ 特定臨床研究対象者として選定された理由

④ 特定臨床研究対象者に予期される利益・不利益

⑤ 特定臨床研究への参加を任意に拒否できる旨

⑥ 同意の撤回に関する事項

⑦ 特定臨床研究への参加拒否または同意の撤回により不利益な取扱いを受けない旨

⑧ 特定臨床研究に関する情報公開の方法

⑨ 特定臨床研究の対象者等の求めに応じて、研究計画書その他の特定臨床研究の実施に関する資料を入手または閲覧できる旨及びその入手または閲覧の方法

⑩ 特定臨床研究対象者の個人情報の保護に関する事項

⑪ 試料等の保管及び廃棄の方法

⑫ 医薬品等製造販売業者の関与の状況など利益相反状況

⑬ 苦情・問合せへの対応に関する体制

⑭ 特定臨床研究の実施に係る費用に関する事項

⑮ 他の治療法の有無及び内容並びに他の治療法により予期される利益及び不利益との比較

⑯ 健康被害に対する補償及び医療の提供に関する事項

⑰ 認定臨床研究審査委員会に関する事項

⑱ その他特定臨床研究の実施に関し必要な事項

　そして、特定臨床研究の対象者が以下の場合は、原則として、次に掲げる者に説明をして、その同意を得ることが必要になります。

① 16歳以上の未成年者：特定臨床研究対象者＋代諾者（同規則47条2号）

② 16歳未満の未成年者：代諾者（臨床研究法第第4章第9条、同規則48条2号）

③ 同意を得ることが困難な成人：代諾者（法第4章第9条、同規則48条1号）

　なお、代諾者は、後見人その他これに準じる者です（同規則49条）。①②未成年であれば、親権者または未成年後見人等、③成人であれば、

成年後見人等がこれに該当します。

⑶　生命・医学系指針で定める IC における説明事項等

IC における説明事項

　研究者等は、研究対象者等に対し、以下の事項を説明しなければなりません（生命・医学系指針第 4 章第 8 の 5）。ただし、⑮から㉑は、該当する場合のみで構いません。

①　研究の名称及び当該研究の実施について研究機関の長の許可を受けている旨

②　研究機関の名称及び研究責任者の氏名

③　研究の目的及び意義

④　研究の方法及び期間

⑤　研究対象者として選定された理由

⑥　研究対象者に生じる負担並びに予測されるリスク及び利益

⑦　研究が実施または継続されることに同意した場合であっても随時これを撤回できる旨

⑧　拒否権及び同意の撤回権の保障（研究が実施または継続されることに同意しないことまたは同意を撤回することによって研究対象者等が不利益な取扱いを受けない旨）

⑨　研究に関する情報公開の方法

⑩　研究対象者等の求めに応じて、他の研究対象者等の個人情報等の保護及び当該研究の独創性の確保に支障がない範囲内で研究計画書及び研究の方法に関する資料を入手または閲覧できる旨並びにその入手または閲覧の方法

⑪　個人情報等の取扱い（加工する場合にはその方法、仮名加工情報または匿名加工情報を作成する場合にはその旨を含む）

⑫　試料・情報の保管及び廃棄の方法

⑬　研究者等の研究に係る利益相反状況（研究の資金源等、研究機関の研究に係る利益相反及び個人の収益等）

⑭　研究により得られた結果等の取扱い

⑮　研究対象者等及びその関係者からの相談等への対応

⑯　研究対象者等に経済的負担または謝礼がある場合には、その旨及びその内容

⑰　通常の診療を超える医療行為を伴う研究の場合には、他の治療方法等に関する事項

⑱　通常の診療を超える医療行為を伴う研究の場合には、研究対象者への研究実施後における医療の提供に関する対応

⑲　侵襲を伴う研究の場合には、当該研究によって生じた健康被害に対する補償の有無及びその内容

⑳　研究対象者から取得された試料・情報について、研究対象者等から同意を受ける時点では特定されない将来の研究のために用いられる可能性または他の研究機関に提供する可能性がある場合には、その旨と同意を受ける時点において想定される内容

㉑　侵襲（軽微な侵襲を除く）を伴う研究であって介入を行うものの場合には、研究対象者の秘密が保全されることを前提として、モニタリングに従事する者及び監査に従事する者並びに倫理審査委員会が、必要な範囲内において当該研究対象者に関する試料・情報を閲覧する旨

研究対象者に対する通知・公開事項

研究者等は、研究対象者等に対し、次の事項を通知し、または研究対象者が容易に知り得る状態におかなければなりません（生命・医学系指針第4章第8の6）。「研究対象者等に通知」とは、合理的かつ適切な方法により研究対象者等に直接知らしめることをいい、「研究対象者等が容易に知り得る状態」とは、合理的かつ適切な方法により広く一般に研究を実施する旨を知らせることをいいます[8）113頁]。

①　試料・情報の利用目的及び利用方法（他の機関へ提供される場合はその方法も含みます）

②　利用し、または提供する試料・情報の項目

③　試料・情報の提供を行う機関の名称及びその長の氏名

④　提供する試料・情報の取得の方法

⑤　提供する試料・情報を用いる研究に係る研究責任者（多機関共

　　同研究にあっては、研究代表者）の氏名及び当該者が所属する研究機関の名称

⑥　試料・情報を利用する者の範囲

⑦　試料・情報の管理責任者の氏名または名称（例：●●室）

⑧　研究対象者またはその代理人の求めに応じて、研究対象者が識別される試料・情報の利用または二次利用を停止する旨

⑨　⑧の研究対象者またはその代理人の質問等を受け付ける方法

説明文書及び同意文書の作成

　IC を受ける手続きは、前記3の(3)のとおりですが、文書による IC が求められているときは、前記4の(3)の事項を含む内容にしなければなりません。説明文書においては、その事項を、研究対象者が理解しやすい言葉を用いて作成し、必要に応じてルビを振り読みやすくします。

　そして、同意文書においては、説明事項を列挙した上で、試験に参加するにあたり、説明事項について十分な説明を受け、説明文書を受け取り、内容等を十分理解した上で、本試験に参加することに同意する旨を明記し、研究対象者または代諾者及び研究者の署名欄並びに同意日または説明日の記入欄を設けます。

　また、同意文書において、チェックボックス付で説明事項を列挙し、IC を受ける際に、研究対象者に一項目ずつ確認してもらう方法もあります。

5　不適切な IC による責任

　IC は、倫理的な側面を持つ行為規範であり、裁判上は説明義務や IC 取得義務として捉えられます[23]。

　研究対象者の同意が有効であるためには、研究対象者に判断能力があること、研究者が行う研究について十分な説明をすること、研究対象者が自由な意思に基づいて同意することが必要となります。

　仮に、研究者の説明が不十分な場合、研究対象者の同意があったとしても、その同意は無効であり、同意がないのと同じになります。

過去に説明義務違反が問題となった裁判例については、第6章4臨床研究を行う者等の責任の(1)民事上の責任、をご参照ください。

参考文献

1) 田代志門「研究倫理とは何か」勁草書房　28頁
2) 唄孝一「医師の説明と患者の承諾」『医学法学への歩み』岩波書店　3頁
3) 前掲　「研究倫理とは何か」3頁
4) 同　27頁
5) R3.7.30薬生薬審発0730第3号「「『医薬品の臨床試験の実施の基準に関する省令』のガイダンスについて」の改正について」　7頁、128頁〜134頁
6) R3.4.16制定（R4.6.6一部改訂、R5.4.17一部改訂）「人を対象とする生命科学・医学系研究に関する倫理指針ガイダンス」77頁、78頁、118頁
7) 前掲　「人を対象とする生命科学・医学系研究に関する倫理指針ガイダンス」79頁
8) H28.11（R4.9一部改正）個人情報保護委員会「個人情報の保護に関する法律についてのガイドライン（通則編）」2-18学術研究機関等（法第16条第8項関係）29頁
9) 前掲　「人を対象とする生命科学・医学系研究に関する倫理指針ガイダンス」17頁、18頁
10) 前掲　「個人情報の保護に関する法律についてのガイドライン（通則編）」2-19学術研究目的（法第18条第3項第5号関係）30頁
11) 前掲　「人を対象とする生命科学・医学系研究に関する倫理指針ガイダンス」85頁
12) 前掲　「人を対象とする生命科学・医学系研究に関する倫理指針ガイダンス」21頁、102頁
13) R5.4　文部科学省・厚生労働省・経済産業省「人を対象とする生命・医学系研究に関する倫理指針令和5年改正について」8頁〜14頁、16頁
14) 前掲　「人を対象とする生命科学・医学系研究に関する倫理指針ガイダンス」83頁
15) 前掲　「人を対象とする生命科学・医学系研究に関する倫理指針ガイダンス」85頁
16) 同102頁
17) H28.11（R3.10一部改正）個人情報保護委員会「個人情報の保護に関する法律についてのガイドライン（外国にある第三者への提供編）」（5同意取得時の情報提供）39頁
18) 同（3個人の権利利益を保護する上で我が国と同等の水準にあると認められる個人情報の保護に関する制度を有している外国）7頁
19) 前掲　「人を対象とする生命科学・医学系研究に関する倫理指針ガイダンス」103頁、104頁
20) 同（6個人情報取扱事業者が講ずべき措置に相当する措置を継続的に講ずるために必要な体制を整備している者に個人データを提供した場合に講ずべき措置等）47頁
21) 前掲　「人を対象とする生命科学・医学系研究に関する倫理指針　ガイダンス」128頁
22) 2001（平成13）年6月22日厚生労働省医薬局審査管理課事務連絡「小児集団における医薬品の臨床試験に関するガイダンスに関する質疑応答集（Q&A）について」
23) 前掲　実務医事法［第2版］13頁
24) 日本薬剤師会「臨床研究に係る手順書（2023年7月1日改定版）」研究計画書記載例（2023年7月1日改定版）

別紙 1

患者の皆様、保護者の方へ

「SGLT2 阻害薬における効果発現期間と副作用発現状況の調査」説明文書

　我々は医薬品の有効性と副作用をより明らかにするため、「SGLT2 阻害薬における効果発現期間と副作用発現状況の調査」を実施します。研究へのご参加はあなたの自由意思で決定されます。もし同意されなかったとしても、あなたは治療上の不利益を受けることはありません。また、一旦同意されたとしても、研究への参加はいつでも拒否・撤回することができます。

　ご不明な点がございましたら、いつでも担当者へお問い合わせください。

1. この研究の目的

　　近年では生活習慣や社会環境などが変化していることから、糖尿病にかかる方が増加しています。糖尿病の初期段階では食事療法や運動療法により治療されますが、それでも血糖値等が改善しないときには糖尿病治療薬を服用することになります。糖尿病治療薬には経口剤や注射剤が市販されており、それぞれ特徴があります。そのうち経口糖尿病薬については、我が国で 2014 年に新しいタイプの SGLT2 阻害薬が市販されました。しかし、このお薬は世界的に見ても 2012 年から市販されているお薬なので、十分な使用経験がありません。また、十分な服薬指導のためにも検討していかなければなりません。

　　そこで、私たちは SGLT2 阻害薬の治療経過を観察し、治療効果と副作用を明らかにしようと検討しています。また、患者の皆様が服薬についてさらにご理解していただけるよう、説明方法を考えていきます。

2. この研究の対象者

(1) 参加できる方

- ・ SGLT2 阻害薬投与群：SGLT2 阻害薬を初めて服用する方
- ・ コントロール群：SU 剤が処方された方
- ・ 処方日数が 30〜60 日の処方箋を持参した方
- ・ 20 歳以上で本研究に同意の得られた方

(2) 参加できない方

- ・ インスリン治療中の方
- ・ 中等度以上の腎機能障害の方

3. 研究の方法

(1) アンケートとインタビュー

① 初回：調剤の待ち時間に、生活習慣等に関するアンケートにご回答いただきます（所要時間約 5 分）。

② 服用されているお薬の説明は通常と変わらず実施します。SGLT2 阻害薬を服用されている方につきましては、通常の指導に加えて特別な指導をすることもございます。ただし、服用する方にどちらの指導をしているか教えることはできません。

② 次回来局時（1〜3 ヵ月後）

- ・ お薬の理解度や効き目、副作用についてアンケートにご回答いただきます（所要時間約 5 分）。
- ・ アンケート用紙に記載されている内容について、インタビューをさせていただきます（所要時間約 5〜10 分）。

図 1　説明文書の例

（2） 治療に関する情報の利用

上記（1）の記録を分析する際、あなたの薬剤服用歴から以下の項目を使用させていただきます。

年齢、体重、併用薬、既往歴、副作用歴、アレルギー歴

（3） HbA1c の簡易検査

初回：調剤の待ち時間に、HbA1c の簡易検査を受けていただきます。

※検査の具体的な方法や検査に要する時間等についても明記する

4. データの使用方法

ご回答いただいたアンケートは質問ごと入力して統計処理します。また、インタビュー内容については、その内容を量的あるいは質的研究に評価します。

5. データの管理と保管

患者の皆様から入手した情報につきましては、直接的に個人が特定できない処理を施します。紙媒体については、〇薬局内の鍵のかかる保管庫で管理します。電子媒体につきましては、〇薬局あるいは A 薬剤師会内における外部から遮断されたコンピュータの外付けハードディスクあるいは USB メモリーで管理します。

6. 研究の参加に伴う利益・不利益

この研究は通常診療の記録を観察し、これに関する事項を患者様へ確認します。従いまして、この研究が直接の原因となる健康被害は想定されません。一方、研究に関する情報漏洩等の被害は否定できませんが、情報管理については最大の管理体制を整えています。

7. 健康上の被害があった場合の治療と補償

この研究は通常診療を観察することから、想定される健康被害はありません。通常診療で生じた副作用等につきましては、医療保険の適用となります。

8. プライバシーの保護

ご回答いただいたアンケート用紙からは、個人が特定できる情報を用紙から削除し、独自の番号を付与します。付与した番号と個人が特定できるようにするため、別の用紙で対応表を管理します。これら用紙は情報管理責任者が管理し、アンケート用紙と対応表は別々の鍵のかかる保管庫で管理します。

また、本研究で得られた情報は電子媒体に入力して解析します。この情報は外部から遮断されたコンピュータの外付けハードディスクあるいは USB メモリーで管理します。電子媒体には個人が特定できる情報を入力せず、連結可能匿名化のために付与した番号を入力します。

研究終了後、5 年を経過したら研究のために収集したデータや解析結果は破棄します。紙媒体は溶解あるいは細断処理し、電子媒体については再生不可能な状態に処理します。

9. 個人の解析結果は原則的に開示しないこと

この研究から得られたデータは、SGLT2 阻害薬の有効性と副作用を明らかにするために解析されます。あなた個人の解析結果をお知らせすることはありません。ただし、ご要望がございましたらお知らせすることも可能です。

10. 倫理性の審査

　この研究は A 薬剤師会　臨床・疫学研究倫理審査委員会にて審査・承認されています。

11. 研究に関わる費用

　保険診療については、通常通りにご負担いただきます。また、この研究のための費用につきましては、○○○○○研究費により運用されています。この研究に参加されることで、あなたにご負担いただく追加費用はございません。

12. 研究結果の公開

　この研究の結果は学会で発表し、学術論文として学会誌に掲載される予定です。

13. 知的財産権

　この研究結果をまとめることで、知的財産権などが生じる可能性があります。その権利はあなたにはなく、研究を実施する薬剤師会や薬局、研究者に属します。

14. 自由意思による同意と同意撤回の自由

　研究内容をご理解いただき、参加するか否か十分にお考えください。ご不明な点がございましたら、いつでもスタッフにご確認ください。研究へのご参加はあなたの自由意思によります。もし同意されなかったとしても、あなたは治療上の不利益を受けることはありません。また、一旦同意されたとしても、研究への参加はいつでも拒否・撤回することができます。ただし、研究結果を公表した後に同意を撤回することはできません。

15. 質問の自由

　ご不明な点がございましたら、いつでも担当者へお問い合わせください。

16.この研究の責任者とお問い合わせ先

＜研究責任者＞

　　A 薬剤師会　専務理事　○○○○

　　【お問い合わせ先】

　　A 薬剤師会 事務局

　　主任　○○○○

　　東京都新宿区四谷○-○-○

　　TEL　03-＊＊＊＊-＊＊＊＊,　　FAX　03-＊＊＊＊-＊＊＊＊

　　E-mail　＊＊＊@＊＊＊＊＊

＜分担研究者＞

　　○○薬局　管理薬剤師　○○○○

　　【お問い合わせ先】

　　○○薬局

　　主任　○○○○

　　東京都渋谷区渋谷○-○-○

　　TEL　03-＊＊＊＊-＊＊＊＊,　　FAX　03-＊＊＊＊-＊＊＊＊

　　E-mail　＊＊＊@＊＊＊＊＊

出典：日本薬剤師会　臨床・疫学研究倫理審査委員会「研究倫理審査申請準備ガイド〜研究計画書の記載方法」

別紙2

研究責任者
　　　○○○○　様

同　意　書

研究課題名：　SGLT2 阻害薬における効果発現期間と副作用発現状況の調査
　担当者から説明文書(別紙)にて説明を受けた項目のうち、以下の項目について理解・納得したので、研究への参加に同意します。
　※理解した項目にチェック(✔)をいれてください。
　☐　1. この研究の目的
　☐　2. この研究の対象者
　☐　3. 研究の方法
　☐　4. データの使用方法
　☐　5. データの管理と保管
　☐　6. 研究の参加に伴う利益・不利益
　☐　7. 健康上の被害があった場合の治療と補償
　☐　8. プライバシーの保護
　☐　9. 個人の解析結果は原則的に開示しないこと
　☐　10. 倫理性の審査
　☐　11. 研究に関わる費用
　☐　12. 研究結果の公開
　☐　13. 知的財産権
　☐　14. 自由意思による同意と同意撤回の自由
　☐　15. 質問の自由

【患者署名欄】
　　同　意　日：平成　　年　　月　　日

　　同意者(患者)署名：

　　代諾者署名：

　　研究参加者との関係：

【研究者署名欄】
　　説　明　日：平成　　年　　月　　日

　　説明者署名：

　　薬　局　名：

図2　同意書の例

出典：日本薬剤師会　臨床・疫学研究倫理審査委員会「研究倫理審査申請準備ガイド〜研究計画書の記載方法」

第8章
個人情報の取扱いに関する基礎知識

はじめに

　個人情報その他個人に関する情報は、ビジネスをはじめとする様々な領域で大量に収集及び利活用され、我が国の社会・経済の発展を支える重要な要素になっています。このような状況に鑑み、個人情報の保護を強化しつつ、個人情報その他個人に関する情報の円滑な利活用の推進を主たる目的の一つとして「個人情報の保護に関する法律」（平成15年5月30日法律第57号、以下、「個人情報保護法」又は「法」と記す）が令和2年（令和4年4月全面施行）そして令和3年（一部を除き令和4年4月施行）に立て続けに改正されました。例えば、令和2年改正では「仮名加工情報」や「個人関連情報」といった新しい概念が導入され、また、令和3年改正では個人情報保護法、行政機関個人情報保護法、独立行政法人等個人情報保護法の三法が個人情報保護法へ統合され、学術研究に係るルールの精緻化等も行われました。

　これら法改正に伴い、「人を対象とする生命科学・医学系研究に関する倫理指針」（以下「生命・医学系指針」と記す）も令和4年3月10日に改正されました。生命・医学系指針を見ていただくと、「第1章第2用語の定義」では、「個人情報保護法第〇条第〇項に規定する…をいう。」と規定されている用語が多いことに気づきます。「第9章第18　個人情報の保護等」でも、「研究者等及び研究機関の長は…この指針の規定のほか、個人情報保護法に規定する個人情報取扱事業者や行政機関等に適用される規律、条例等を遵守しなければならない」と規定するのみで、

具体的な内容を定めていません。また、「第4章第8　インフォームド・コンセント」の規定にも、個人情報に関係する用語が多く登場し、更に、令和3年の法改正による学術研究に係るルールの精緻化が導入されたことで複雑になっています。すなわち、個人情報保護法に関する知識をある程度持っていないと、生命・医学系指針を読んでも理解することは難しい状況です。

　そこで、本章では、生命・医学系指針を読み解けるよう、関連する個人情報保護法の規定を解説していきます。

1　「個人情報」の定義と基本的ルール

　生命・医学系指針には、「個人情報」、「要配慮個人情報」という文言が頻繁に登場しますが、個人情報保護法の定義をそのまま用いています。以下、同法及び関連する文書をもとに、それぞれの定義とその取扱いの基本的ルールを見ていきます。

1）定義

⑴　「個人情報」とは
　個人情報保護法では「個人情報」について以下のように二つの定義を設けています。

個人情報（法第2条第1項）
　この法律において「個人情報」とは、生存する個人に関する情報であって、次の各号のいずれかに該当するものをいう。
　　①　当該情報に含まれる氏名、生年月日その他の記述等（文書、図画若しくは電磁的記録（…省略…）に記載され、若しくは記録され、又は音声、動作その他の方法を用いて表された一切の事項（個人識別符号を除く）をいう。以下同じ。）によ

り特定の個人を識別することができるもの（他の情報と容易
に照合することができ、それにより特定の個人を識別するこ
とができることとなるものを含む。）
② 　個人識別符号が含まれるもの

　まずは、①の定義を見ていきましょう。
　①の定義から、個人情報とは、生存する個人に関する情報であって、
ⅰ．氏名、生年月日その他の記述等により特定の個人を識別することが
できる情報であること、そして、これにはⅱ．情報単体では特定の個人
を識別できないけれど他の情報と容易に照合することができ、それに
よって特定の個人を識別することができるようになるものが含まれるこ
とがわかります。
　ⅰとしては、氏名や顔画像など情報単体で特定の個人を識別できる情
報のほか、性別、生年月日、勤務先、役職等を組み合わせることで特定
の個人を識別できる情報も該当します。例えば、A大学附属病院の診
療医長という勤務先・役職を性別、生年月日と組み合わせることで、誰
であるかを特定できる場合が該当します。
　ⅱについては、個々人に研究用IDを付与し、その番号と氏名を記録
したいわゆる「対応表」を作成して、容易に研究用IDと対応表を照合
することができ、特定の個人を識別することができる場合が該当します。
もっとも、「他の情報と容易に照合できる」とはどのような場合か疑問
が浮かぶと思います。これについて、個人情報保護委員会[1]は「事業者
の実態に即して個々の事例ごとに判断されるべきであるが、通常の業務
における一般的な方法で、他の情報と容易に照合することができる状態」
を言い、「例えば、他の事業者への照会を要する場合等であって照合が
困難な状態は、一般に、容易に照合することができない状態」とされて
います（個人情報保護法ガイドライン（通則編）2-1）。ある研究計画
において対応表を作成する場合、それは後に患者さんの臨床情報を分析
対象に追加したり、同意撤回の申し出があった場合に対応できるよう作
成するものですので、対応表を保有している機関内においては、通常、

容易照合性はあるということになるでしょう。

Box 1.　個人を特定できる「死者」の情報

　個人情報保護法では「生存する個人に関する情報」であることを保護対象の前提としています。しかし、生命・医学系指針では、死者の情報についても、「生存する個人に関する情報と同様に、この指針の規定のほか、個人情報保護法、条例等の規定に準じて適切に取り扱い、必要かつ適切な措置を講ずるよう努めなければならない。」と規定しています（指針第 9 章第18の 3 ）。努力義務ではありますが、生命科学・医学研究に用いられる情報は機微なものが多いため、亡くなった後も、生前と同様に保護することを研究者に求めているのです。

Box 2.　第三者への情報の提供における容易照合性の判断基準

　匿名化された診療情報を X クリニックから Y 大学病院（XY は同一法人の施設ではない）に提供する場合（対応表は X クリニックで保管）において、「他の情報と容易に照合する」ことができるか否かの判断は、提供元である X クリニックを基準とするのか、実際に情報を使う Y 大学病院を基準とするのか、問題になります。

　「提供元基準」で考えれば、X クリニックでは対応表と容易に照合できるため個人情報を Y 大学病院に提供することになります。また、診療情報なので要配慮個人情報（後述）を提供することになり、従って X クリニックでは原則として患者さんご本人から同意を得ることが必要になります。一方、「提供先基準」で考えると、提供先の Y 大学病院においては通常「容易に照合できない」ため、X クリニックは個人情報（要配慮個人情報を含む）に該当しない情報を提供することになり、X クリニックにおいて患者さんから同意を得ることは不要になります。このようにどちらを基準とするかで、情報の性質そして取扱いは大きく変わるため、ここは重要なポイントですが、個情法やそのガイドラインでは明確に方針を示していません。しかしながら、「「個人情報の保護に関する法律についてのガイドライン（通則編）（案）」に関する意見募集結果」意見19に対して、個人情報保護委員会が「当該情報の提供元である事業者において「他の情報と容易に照合することができ、それにより特定の

個人を識別することができることとなる」かどうかで判断します」と回答していたことから、「提供元基準」が採用されていると考えられています。

(2)　「個人識別符号」とは

次に、平成27年の改正個人情報保護法（平成29年5月29日全面施行、以下、平成27年改正法）で導入された「個人情報」に関する②の定義、「個人識別符号」について見ていきましょう。

これについても二つの定義が規定されていますが、医学研究に関係する定義は①です。

個人識別符号（法第2条第2項）

この法律において「個人識別符号」とは、次の各号のいずれかに該当する文字、番号、記号その他の符号のうち、政令で定めるものをいう。

①　特定の個人の身体の一部の特徴を電子計算機の用に供するために変換した文字、番号、記号その他の符号であって、当該特定の個人を識別することができるもの

②　省略

---

①は、特定の個人の身体の一部の特徴を電子データ化したものということになりますが、具体的には、次のような身体の特徴についてのデータが該当します（個人情報保護法施行令第1条第1号）。

ⅰ．細胞から採取されたデオキシリボ核酸（別名DNA）を構成する塩基の配列

ⅱ．顔の骨格及び皮膚の色並びに目、鼻、口その他の顔の部位の位置及び形状によって定まる容貌

ⅲ．虹彩の表面の起伏により形成される線状の模様

ⅳ．発声の際の声帯の振動、声門の開閉並びに声道の形状及びその変化

ⅴ．歩行の際の姿勢及び両腕の動作、歩幅その他の歩行の態様

ⅵ．手のひら又は手の甲若しくは指の皮下の静脈の分岐及び端点によって定まるその静脈の形状

ⅶ．指紋又は掌紋

ⅷ．上記の組合せ

ⅱ～ⅶについては、それぞれから抽出した特徴情報を、本人を認証することを目的とした装置やソフトウェアにより、本人を認証できるようにしたものが該当します。ⅰのゲノムデータについては全てが該当するわけではなく、その範囲を以下のような遺伝型情報により本人を認証できるようにしたものに限定しています（個人情報保護法ガイドライン（通則編）２－２））。

・全核ゲノムシークエンスデータ

・全エクソームシークエンスデータ

・全ゲノム一塩基多型（SNP）データ

・互いに独立な40箇所以上のSNPから構成されるシークエンスデータ

・９座位以上の４塩基単位の繰り返し配列（STR）等

上記ⅰ～ⅷに該当するデータは、研究対象者から氏名等の情報を得ていなかった場合でも、それ自体で「個人情報」に該当します。

⑶　「要配慮個人情報」とは

ここまでで、「個人情報」の概念について理解していただけたと思いますが、その中でも不当な差別や偏見その他不利益が生じないよう特に取扱いに配慮を要する個人情報が「要配慮個人情報」と呼ばれるものです。これは、平成27年改正法で新設された概念で、次のように定義されています。

要配慮個人情報（法第２条第３項）

　この法律において「要配慮個人情報」とは、本人の人種、信条、社会的身分、病歴、犯罪の経歴、犯罪により害を被った事実その他

本人に対する不当な差別、偏見その他の不利益が生じないようにその取扱いに特に配慮を要するものとして政令で定める記述等が含まれる個人情報をいう。

　まず、ここから、「病歴」（例：特定の個人ががんに罹患している、統合失調症を患っている等）が含まれる個人情報は、要配慮個人情報に該当することがわかります。このほか、個人情報保護法施行令（以下、政令）でも要配慮個人情報の具体的な内容を挙げており、医学研究に関係するものとしては次があります。

　　ⅰ．身体障害、知的障害、精神障害（発達障害を含む。）その他の個人情報保護委員会規則で定める心身の機能の障害があること（政令第 2 条第 1 号）
　　ⅱ．本人に対して医師その他医療に関連する職務に従事する者（医師等）により行われた疾病の予防及び早期発見のための健康診断その他の検査（健康診断等）の結果（政令第 2 条第 2 号）
　　ⅲ．健康診断等の結果に基づき、又は疾病、負傷その他の心身の変化を理由として、本人に対して医師等により心身の状態の改善のための指導又は診療若しくは調剤が行われたこと（政令第 2 条第 3 号）

　診療情報や調剤情報、健康診断の結果、保健指導の内容などが「要配慮個人情報」に該当することになります。また、個人識別符号に該当するゲノムデータに遺伝子疾患、疾患へのかかりやすさ、治療薬の選択等に関する解釈を付加し、医学的意味合いを持った「ゲノム情報」も要配慮個人情報に該当すると解されています。関連して、消費者直販型遺伝子検査の結果（いわゆる DTC（direct to consumer）遺伝子検査の結果）は、当該検査がⅱに規定する「医師その他医療に関連する職務に従事する者」（医師等）により行われ、かつ、「疾病の予防及び早期発見のため」に行われたものである場合には、要配慮個人情報として扱われています[2]。

2) 取扱いに関する基本的ルール

　このような「個人情報」は、個人のプライバシーの権利と密接に関わる情報であり、他人が勝手に収集して利用したり、第三者に提供してもよいものではありません。そのため、個人情報保護法では、個人情報の取り扱いについてのルールを定めています。そして、このルールは、生命・医学系指針「第4章第8　インフォームド・コンセントを受ける手続等」に繰り返し登場する「学術研究機関等」や「学術研究目的」「特段の理由」という要件とも密接に関係するのです。生命・医学系指針の規定を理解するために、医学研究に関係する範囲で個人情報保護法に基づく個人情報の取扱いの基本的ルールを見ていきましょう。

基本的ルール1：利用目的の特定と利用目的の公表・通知

□　**個人情報取扱事業者は、個人情報の利用する場合には、その目的をできる限り特定しなければならない（法第17条第1項）。**

□　**利用目的の変更は、変更前の利用目的と関連性を有すると合理的に認められる範囲内でのみ許容される（法第17条第2項）。**

□　**個人情報取扱事業者は、個人情報を取得した場合は、あらかじめその利用目的を公表している場合を除き、速やかに、その利用目的を本人に通知、又は公表しなければならない（法第21条第1項）。**

□　**個人情報取扱事業者は、利用目的を変更した場合は、変更された利用目的について、本人に通知し、又は公表しなければならない（法第21条第3項）。**

　このルールでは、例えば、研究対象者の試料を用いて全ゲノム解析（個人識別符号に該当）を行う場合、研究者はそのデータの利用目的を特定し、それをあらかじめ公表するか、取得後に研究対象者に通知、又は公表することを求めています。生命・医学系指針及びそのガイダンスでは明確に規定されていませんが、研究について研究対象者に説明する機会がある場合にはその説明の中で、説明をする機会がない場合には「研究対象者等に通知し、又は研究対象者等が容易に知り得る状態に置

く」措置の中で、このルールに対応することが想定されます。なお、研究自体ではなく、研究に関連して利用する個人情報、例えば、銀行の口座番号等を取得するのであれば負担軽減費の入金に利用するため等の説明も忘れないようにしなければなりません。

基本的ルール 2 ：利用目的による制限

- □　個人情報取扱事業者は、あらかじめ本人の同意を得ないで、特定された利用目的の達成に必要な範囲を超えて、個人情報を取り扱ってはならない（法第18条第 1 項）。
- □　ただし、以下の場合には、本人の同意を得ずに利用することができる（法第18条第 3 項）。
  - ⅰ．公衆衛生の向上のために特に必要がある場合で、且つ、本人の同意を得ることが困難であるとき
  - ⅱ．学術研究機関等が、個人情報を学術研究目的で取り扱う必要がある場合（（当該個人情報を取り扱う目的の一部が学術研究目的である場合を含み、個人の権利利益を不当に侵害するおそれがある場合を除く）

学術研究機関等
学術研究目的で利用

  - ⅲ．学術研究機関等に個人データを提供する場合で、当該学術研究機関等が個人データを学術研究目的で取り扱う必要がある場合（当該個人データを取り扱う目的の一部が学術研究目的である場合を含み、個人の権利利益を不当に侵害するおそれがある場合を除く）

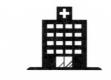

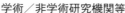

学術／非学術研究機関等　　　　　　　　　学術研究機関等
　　　　　　　　　　　　　　　　　　　　学術研究目的で利用

　例えば、研究対象者に研究 A に用いることについて説明を行い、同意を得た上で全ゲノム解析を行ったが、その後、保管していたその全ゲノムデータを全く異なる目的を有する研究 B に用いる計画が立てられた場合、当初の利用目的の達成に必要な範囲を超えた利用になります。このルールでは、原則として、研究者は研究 B での利用についてあらかじめ研究対象者から「本人の同意」を取得することを求めています。

> **Box 3.「本人の同意」とは**
> 　「本人の同意」とは、「本人の個人情報が、個人情報取扱事業者によって示された取扱方法で取り扱われることを承諾する旨の当該本人の意思表示」のことです（個人情報保護法ガイドライン（通則編）2-16)）。

　しかし他方で、学術研究機関（第 7 章の囲み解説参照）に所属する研究者が学術研究 B に利用する場合（ⅱ）、また、研究 A で取得した全ゲノムデータを学術研究機関に所属する研究者に提供し、その研究者が学術研究 B に利用する場合（ⅲ）は、例外的に、研究対象者から同意を得ることなく利用することが認められています。
　では、以下の例のように、ⅱやⅲに該当しない場合はどうでしょうか。

例 1 ：医療機関等が、以前治療を行った患者の臨床情報を、利用目的の範囲に含まれていない観察研究のために、当該医療機関等内で利用することを計画している。本人から同意を得ることは困難な状況にある。

　　　医療機関は、主たる目的は医療の提供ですので、研究を行う場

合であっても「学術研究機関」には該当しません。そのため、医療機関の医師が以前に治療を行った患者さんの臨床情報を、取得の際に特定されていなかった「研究」という目的で利用する場合に、ⅱやⅲは該当しません。そして、患者さんが定期的に通院しない場合、本人の同意を取得することも困難です。そのため、個人情報保護法や生命・医学系指針が改正された直後は、医療機関の医師が診療情報を解析し、学会発表等をすることは事実上できなくなるのか、と混乱しました。その後、個人情報保護委員会は、「一般に、医療機関等における臨床症例を、当該医療機関等における観察研究や診断・治療等の医療技術の向上のために利用することは、当該研究の成果が広く共有・活用されていくことや当該医療機関等を受診する不特定多数の患者に対してより優れた医療サービスを提供できるようになること等により、公衆衛生の向上に特に資する」[3]（下線筆者）との見解を示し、混乱は落ち着きました。すなわち、医療機関の医師が患者さんの診療情報を研究に利用することは、ⅰの例外規定の適用により、本人の同意を取得することが困難な場合には、本人の同意を得なくても認められています。

例2：製薬企業が過去に臨床試験等で取得した個人情報を、有効な治療方法や薬剤が十分にない疾病等に関する疾病メカニズムの解明を目的とした研究のために、自社内で利用することを計画している。本人から同意を得ることは困難な状況にある。

　製薬企業が過去に臨床試験等で取得した個人情報を、別の研究に用いる場合、あらかじめ患者さんから同意を得る必要があります。しかし、個人情報保護委員会は、「一般に、製薬企業が行う有効な治療方法や薬剤が十分にない疾病等に関する疾病メカニズムの解明、創薬標的探索、バイオマーカー同定、新たな診断・治療方法の探求等の研究は、その結果が広く共有・活用されていくことで、医学、薬学等の発展や医療水準の向上に寄与し、公衆衛生の向上に特に資する」との見解を示しています[4]（下線筆者）。

これにより、本人からの同意取得が困難であるような場合には、製薬企業においても本人からの同意を取得せずに、個人情報を利用することが認められています。

基本的ルール3：要配慮個人情報の取得

□　個人情報取扱事業者は、あらかじめ本人の同意を得ないで、要配慮個人情報を取得してはならない（法第20条第2項）。

□　ただし、以下の場合には、本人の同意を得ずに取得することができる（法第20条第2項）。

　　ⅰ．公衆衛生の向上のために特に必要があり、且つ、本人の同意を得ることが困難であるとき

　　ⅱ．個人情報取扱事業者が学術研究機関等である場合で、要配慮個人情報を学術研究目的で取り扱う必要がある場合（当該要配慮個人情報を取り扱う目的の一部が学術研究目的である場合を含み、個人の権利利益を不当に侵害するおそれがある場合を除く）

学術研究機関等
学術研究目的で利用

　　ⅲ．学術研究機関等から要配慮個人情報を取得する場合で、当該要配慮個人情報を学術研究目的で取得する必要がある場合（当該要配慮個人情報を取得する目的の一部が学術研究目的である場合を含み、個人の権利利益を不当に侵害するおそれがある場合を除く）（当該個人情報取扱事業者と当該学術研究機関等が共同して学術研究を行う場合に限る）

共同研究

要配慮個人情報

学術研究機関等

学術／非学術研究機関等
学術研究目的で利用

　このルールより、一般にアンケート等で対象者から要配慮個人情報を取得する場合には、あらかじめ本人の同意を得なければなりませんが、学術研究機関等の研究者が学術研究目的で要配慮個人情報を取得する場合には、例外的に本人の同意がなくても取得することが認められています（ⅱ）。また、例えば、企業が要配慮個人情報に該当するゲノム情報を共同研究機関である学術研究機関の医師から学術研究目的で取得する場合も、例外的に本人の同意なく取得することが認められています（ⅲ）。

基本的ルール4：第三者提供の制限

- □　個人情報取扱事業者は、あらかじめ本人の同意を得ないで、個人データを第三者に提供してはならない（法第27条第1項）。
- □　ただし、以下の場合には、本人の同意を得ずに提供することができる（法第27条第1項）。
  - ⅰ．公衆衛生の向上のために特に必要があり、且つ、本人の同意を得ることが困難であるとき
  - ⅱ．個人情報取扱事業者が学術研究機関等である場合で、当該個人データの提供が学術研究の成果の公表又は教授のためやむを得ず、且つ、個人の権利利益を不当に侵害するおそれがない場合
  - ⅲ．当該個人情報取扱事業者が学術研究機関等である場合であって、当該個人データを学術研究目的で提供する必要があり、且つ、個人の権利利益を不当に侵害するおそれがない場合（当該個人情報取扱事業者と当該第三者が共同して学術研究を行う場合のみ）

共同研究

個人データ

学術研究機関等　　　　　　　　　　　学術／非学術研究機関等
　　　　　　　　　　　　　　　　　　学術研究目的で利用

iv．当該第三者が学術研究機関等である場合で、当該第三者が当該
　　個人データを学術研究目的で取り扱う必要があり、且つ、個人の
　　権利利益を不当に侵害するおそれがない場合

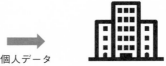

個人データ

学術／非学術研究機関等　　　　　　　学術研究機関等
　　　　　　　　　　　　　　　　　　学術研究目的で利用

□　【第三者に提供される個人データが要配慮個人情報以外の場合】個
　　人情報取扱事業者は、個人データの第三者提供について本人のオプト
　　アウトを保証し、個人情報保護委員会に届け出たときは、当該個人
　　データを第三者に提供することができる（法第27条第2項）。

　個人情報保護法上、このルールの対象となるのは、「個人データ」、す
なわち、「個人情報データベース等を構成する個人情報」（法第16条第3
項）の第三者提供です。もっとも、生命・医学系指針では「個人データ」
か否かで区別せずにこのルールのエッセンスを導入しています。
　診療情報等を他機関に提供することは、レジストリ研究など多くの研
究で行われますが、このルールにより、原則として、第三者に提供する
ことについてあらかじめ本人の同意を得ることが必要です。しかし、こ
こでも、例外規定が設けられており、学術研究機関の医師が保有する診

療情報等を、学術研究目的で利用を必要とする機関等に提供することは、本人の同意を取得していなくても認められます（iii）。また、本人の同意を得なくても、学術研究機関の研究者が学術研究目的で利用するために、医療機関の医師が保有する患者さんの診療情報等を提供することも可能です（iv）。

　では、以下の例のように、iii や iv に該当しない場合はどうでしょうか。

例3：医療機関等が、以前治療を行った患者の臨床症例を、観察研究のために、他の医療機関等へ提供することを考えている。本人の同意を得ることは困難な状況にある。

　　　医療機関等は学術研究機関等に該当しないため、あらかじめ患者の同意を得ないで、当該患者の個人データを第三者である他の医療機関等へ提供することはできません。

　　　しかし、個人情報保護委員会は、例1と同様に「一般に、医療機関等における臨床症例を、他の医療機関等に提供し、当該他の医療機関等における観察研究や診断・治療等の医療技術の向上のために利用することは、当該研究の成果が広く共有・活用されていくことや当該他の医療機関等を受診する不特定多数の患者に対してより優れた医療サービスを提供できるようになること等により、<u>公衆衛生の向上に特に資する</u>」[5]（下線筆者）との見解を示しています。これにより、医療機関等が以前治療を行った患者の臨床症例に係る個人データを、観察研究のために他の医療機関等へ提供する場合であって、本人からの同意取得が困難であるときには、提供することが許容されると考えられます。

例4：医療機関等が保有する患者の臨床症例について、有効な治療方法や薬剤が十分にない疾病等に関する疾病メカニズムの解明を目的とした研究のために、製薬企業へ提供することを考えている。本人の同意を得ることは困難な状況にある。

　　　医療機関等は学術研究機関等に該当しないため、あらかじめ患者の同意を得ないで、当該患者の個人データを第三者である他の

医療機関等へ提供することはできません。

　しかし、個人情報保護委員会は、「一般に、製薬企業が行う有効な治療方法や薬剤が十分にない疾病等に関する疾病メカニズムの解明、創薬標的探索、バイオマーカー同定、新たな診断・治療方法の探求等の研究は、その結果が広く共有・活用されていくことで、医学、薬学等の発展や医療水準の向上に寄与し、<u>公衆衛生の向上に特に資する</u>」[6]（下線筆者）と解しています。そのため、医療機関等が保有する患者の臨床症例に係る個人データを、このような目的を有する研究のために製薬企業に提供する場合であって、本人からの同意取得が困難であるときには、提供することが許容されます。

　では、このような例外規定に該当しない場合、例えば、ヘルスケア事業など学術研究以外の目的で、第三者に提供する場合はどうでしょうか。この場合、要配慮個人情報を第三者に提供する場合には、原則通り、あらかじめ本人の同意が必要となります。一方で、要配慮個人情報に該当しない個人データについては、あらかじめ、「本人に通知し、又は本人が容易に知り得る状態に置き」、「本人の求めに応じて個人データの第三者への提供を停止することとしている場合」（オプトアウト）で、所定の事項について「個人情報保護委員会に届け出たとき」は、当該個人データを第三者に提供することができます（法第27条2項）。

Box 4. 「第三者」に該当しない例
① 同一事業者内の他部門への提供
② 委託に伴う提供
③ 合併その他の事由による事業の承継に伴う提供
④ 共同利用に伴う提供で次の情報をあらかじめ本人に通知し、又は本人が容易に知り得る状態に置いているとき
・共同利用に伴って提供する旨
・共同利用される個人データの項目
・共同利用する者の範囲、利用目的

　　・当該個人データの管理責任者の氏名・名称、住所、法人の場合に
　　　はその代表者氏名

2　匿名加工情報・仮名加工情報・個人関連情報

　以上のように個人情報の取扱いルールには例外措置が設けられている
ため、学術研究機関等において学術研究目的で、また、医療機関におい
ても「公衆衛生の向上」の目的で、診療情報等を利用したり、第三者に
提供することは、本人の同意がなくても可能です。一方で、例えば、企
業が AI を搭載した医療機器の製品開発のために診療情報を多数の学術
研究機関や医療機関から取得して利用する場合には、事前に本人の同意
を得なければならないことになりそうです。しかし、過去に収集された
診療情報について患者さんにアクセスして同意を得ることは現実的には
困難です。一方で、AI に学習させるための膨大な教師データが必要に
なりますが、製品開発において特に氏名等の特定の個人を識別できる情
報は必要となりません。このような場合、「匿名加工情報」や「仮名加
工情報」の制度を用いることが考えられます。これらは生命・医学系指
針でもたびたび登場しますが、詳しい説明はありません。以下、個人情
報保護法及び関連する文書をもとに、それぞれの定義と留意点について
見ていきます。

(1)　匿名加工情報

　匿名加工情報は、事業者間において個人に関係するデータの利活用を
促進するために平成27年改正法により導入された概念で、以下のように
定義されます。

匿名加工情報（法第 2 条第 6 項）

　この法律において「匿名加工情報」とは、次の各号に掲げる個人
情報の区分に応じて当該各号に定める措置を講じて特定の個人を識
別することができないように個人情報を加工して得られる個人に関

する情報であって、当該個人情報を復元することができないようにしたものをいう。

> ① 第一項第一号に該当する個人情報　当該個人情報に含まれる記述等の一部を削除すること（当該一部の記述等を復元することのできる規則性を有しない方法により他の記述等に置き換えることを含む。）。
> ② 第一項第二号に該当する個人情報　当該個人情報に含まれる個人識別符号の全部を削除すること（当該個人識別符号を復元することのできる規則性を有しない方法により他の記述等に置き換えることを含む。）。

　「匿名加工情報」のポイントは、「特定の個人を識別すること」及び「当該個人情報を復元すること」ができないように、個人情報が加工されていることです。匿名加工情報を用いることのメリットは、このような加工により「個人情報」でなくなるため上述の基本的ルールが適用されない点にあります。そのため、匿名加工情報取扱事業者は、本人の同意を得ることなく様々な目的で匿名加工情報を利用したり、一定の措置を講じて第三者に提供することも可能です。

　一方で、匿名加工情報を作成する個人情報取扱事業者は、個人情報保護委員会規則で定める基準に従って加工することを含め、以下のような義務を負います。定義のみを見ると、医学研究においてかつてよく用いられていた「連結不可能匿名化」（対応表を作成しない／廃棄することで研究対象者を特定できないようにする）と同じように見えますが、全く異なる次元のものなのです。

【匿名加工情報を作成する個人情報取扱事業者の義務等】

> 匿名加工情報を作成するときは、適正な加工を行う（法第43条第1項）
> 匿名加工情報を作成したときは、加工方法等の情報の安全管理措置を講じる（法第43条第2項）

> ➢ 匿名加工情報を作成したときは、当該情報に含まれる情報の項目を公表する（法第43条第 3 項）
> ➢ 匿名加工情報を第三者提供するときは、提供する情報の項目及び提供方法について公表するとともに、提供先に当該情報が匿名加工情報である旨を明示する（法第43条第 4 項）
> ➢ 匿名加工情報を自ら利用するときは、元の個人情報に係る本人を識別する目的で他の情報と照合しない（法第43条第 5 項）
> ➢ 匿名加工情報を作成したときは、匿名加工情報の適正な取扱いを確保するため、安全管理措置、苦情の処理などの措置を自主的に講じて、その内容を公表するよう努める（法第43条第 6 項）

　AI を搭載した医療機器の製品開発を行う企業にとっては、匿名加工情報に加工された診療情報でも十分に製品開発に役立つかもしれません。しかし、匿名加工情報に加工することは学術研究機関や医療機関にとって容易いことではないため[7]、この制度の利用は現在（令和 4 年11月現在）のところあまり普及していないようです。

Box 5.　匿名加工医療情報

　匿名加工情報に似たものとして「匿名加工医療情報」があります。これは、健康・医療に関する先端的研究開発及び新産業創出を促進し、もって健康長寿社会の形成に資することを目的として、2018年 5 月11日に施行された「医療分野の研究開発に資するための匿名加工医療情報に関する法律（次世代医療基盤法）」で設けられた概念です。次世代医療基盤法では、オプトイン（あらかじめ本人が同意すること）のほか、一定の要件を満たすオプトアウト（あらかじめ通知（※）を受けた本人又はその遺族が停止を求めないこと）により、

① 医療機関等から認定事業者へ要配慮個人情報である医療情報を提供することができる

② 認定事業者から利活用者へ匿名加工医療情報を提供することができる

ものとされています。

（※）医療機関等の場合には、最初の受診時に書面により行うことを基

---

(2) 仮名加工情報

「仮名加工情報」は、令和2年改正法により新たに導入されたもので
す。匿名加工情報と個人情報の中間的な概念で、加工方法や措置を匿名
加工情報よりも簡便化するとともに、利用を事業者内に限ることで、利
活用の促進と個人情報保護の確保のバランスを図った制度です。定義は
次の通りです。

仮名加工情報（法第2条第5項）

　この法律において「仮名加工情報」とは、次の各号に掲げる個人
情報の区分に応じて当該各号に定める措置を講じて他の情報と照合
しない限り特定の個人を識別することができないように個人情報を
加工して得られる個人に関する情報をいう。

① 　第一項第一号に該当する個人情報　当該個人情報に含まれ
る記述等の一部を削除すること（当該一部の記述等を復元す
ることのできる規則性を有しない方法により他の記述等に置
き換えることを含む。）。

② 　第一項第二号に該当する個人情報　当該個人情報に含まれ
る個人識別符号の全部を削除すること（当該個人識別符号を
復元することのできる規則性を有しない方法により他の記述
等に置き換えることを含む。）。

「匿名加工情報」と大きく異なるポイントは、「他の情報と照合しない
限り、特定の個人を識別することができない」とあるように、仮名加工
情報は他の情報と照合すれば特定の個人を識別しうる情報も含まれるこ
とです。仮名加工情報を用いることの主たるメリットは、変更前の利用
目的と関連性を有すると合理的に認められる範囲を超える利用目的の変
更を、本人の同意を得ることなく行うことができることにあります（法
第41条第9項、法第17条第2項）。

　仮名加工情報には、仮名加工情報の作成の元となった個人情報や当該仮名加工情報に係る削除情報等を仮名加工情報取扱事業者が保有していることにより「他の情報と容易に照合すること」ができる「個人情報」（法第 2 条第 1 項）に該当するものと、「個人情報」に該当しないものが含まれます。そして、後述のように、仮名加工情報の第三者提供は原則として認められていないことから、利用される仮名加工情報の多くは前者に該当するものと考えられます。この場合、仮名加工情報を作成する個人情報取扱事業者に加え、仮名加工情報の取扱事業者においても以下のように様々な義務が発生することに注意が必要です。こちらも、定義のみを見ると、医学研究において以前は多く用いられていた「連結可能匿名化」と同じように見えますが、全く異なる概念なのです。

【仮名加工情報を作成する個人情報取扱事業者の義務等】

ⅰ．作成するときは、適正な加工を行う（法第41条第 1 項、規則第31条）

ⅱ．作成したとき、又は仮名加工情報及び当該仮名加工情報に係る削除情報等を取得したときは、削除情報等の安全管理措置を講じる（法第41条第 2 項、規則第32条）

【個人情報取扱事業者である仮名加工情報取扱事業者の個人情報である仮名加工情報の取扱いに関する義務等】

ⅰ．原則として、特定された利用目的の達成に必要な範囲を超えて取り扱わない（法第41条第 3 項）

ⅱ．取得したときは、あらかじめその利用目的を公表している場合を除き、速やかに、その利用目的を公表する。また、利用目的を変更した場合は、変更後の利用目的を公表する（法第41条第 4 項）

ⅲ．個人データ及び削除情報等を利用する必要がなくなったときは、遅滞なく消去するよう努める（法第41条第 5 項）

ⅳ．原則として、個人データを第三者に提供しない（法第41条第 6 項）

ⅴ．元の個人情報に係る本人を識別する目的で他の情報と照合しない（法第41条第 7 項）

ⅵ．元の個人情報に係る本人への連絡等を行う目的で当該仮名加工情報

に含まれる連絡先その他の情報を利用しない（法第41条第8項、規則第33条）

　仮名加工情報の第三者提供は原則として禁止されています。そのため、企業がAIを搭載した医療機器の製品開発のために診療情報を多数の学術研究機関や医療機関から取得して利用するという先の事例の場合に、学術研究機関や医療機関が仮名加工情報を作成し、且つ、患者さん本人の同意が得られても、企業に提供し、その企業で利活用することは認められません。しかし、仮名加工情報を作成し提供しようとする学術研究機関や医療機関と企業が「共同利用」する場合、企業は「第三者」に該当しないものと解され（法第41条第6項、第27条第5項第3号、Box4参照）、学術研究機関や医療機関医療機から仮名加工情報を企業に提供し、企業はAI医療機器の開発に利用することができることになります。

(3)　個人関連情報
　「個人関連情報」は令和2年改正で新たに設けられた制度で、以下のように定義されています。

> **個人関連情報**（法第2条第7項）
> 　この法律において「個人関連情報」とは、生存する個人に関する情報であって、個人情報、仮名加工情報及び匿名加工情報のいずれにも該当しないものをいう。

　「個人関連情報」は、生存する個人に関する情報であるけれど、個人情報、仮名加工情報、匿名加工情報のいずれにも該当しない情報のことで、第三者提供についてのみ登場するものです。Box2で説明したように、第三者への情報の提供における容易照合性の判断は「提供元基準」が採用されています。この基準によると、提供元の事業者において容易照合性がない場合にはその情報は「個人情報」ではない情報として扱われ、上述の個人情報に関するルールは適用されません。しかし、提供先

の事業者において他の情報と照合して個人情報になり得ることが想定されながら提供しているケースがあることが問題となりました。このような背景のもとで創設されたのが「個人関連情報」です。提供先の事業者がその情報を「個人データとして取得することが想定される」か否かで区別し、想定される場合には、原則として、提供しようとする第三者が本人から同意を得ていることを個人関連情報取扱事業者が確認できない限り、個人関連情報を第三者提供に提供できないとしています。なお、「個人データとして取得することが想定される」か否かの判断は、個人関連情報の提供を行う個人関連情報取扱事業者が、提供先の第三者との間で、提供を行う個人関連情報の項目や、提供先の第三者における個人関連情報の取扱い等を踏まえた上で行うこととされています[8]。

結語として

　個人情報保護法は近年改正を繰り返し、ルールが複雑化しています。しかも、医学研究にフィットするものでないため、生命・医学系指針のインフォームド・コンセントの手続きは他の要素も加えながら定められ、理解するのが難しくなっています。本章では、理解の一助になればと考え、生命・医学系指針に関連する個人情報保護法の規定を解説しました。しかし、紙幅の関係上、記述できていないことも多くあります。また、法令の解釈等は具体的な事案を通して明らかにされるものであり、個人情報保護委員会の見解が今後も示される可能性があります。個人情報保護委員会のホームページ（https://www.ppc.go.jp/personalinfo/legal/）にアクセスし、最新の情報を確認するようにしてください。

参考文献

[1]　個人情報保護委員会は個人情報保護法に基づいて設置された合議制の機関で、個人情報保護制度の司令塔としての役割を担っている。
[2]　個人情報保護委員会「「個人情報の保護に関する法律についてのガイドライン」に関する Q&A」https://www.ppc.go.jp/personalinfo/faq/APPI_QA/#q1-29
[3]　個人情報保護委員会「「個人情報の保護に関する法律についてのガイドライン」に関する Q&A」（2 -15）

4) 個人情報保護委員会「「個人情報の保護に関する法律についてのガイドライン」に関する Q&A」（2 -14）

5) 個人情報保護委員会「「個人情報の保護に関する法律についてのガイドライン」に関する Q&A」（7 -24）https://www.ppc.go.jp/personalinfo/faq/APPI_QA/#q7-24

6) 個人情報保護委員会「「個人情報の保護に関する法律についてのガイドライン」に関する Q&A」（7 -25）https://www.ppc.go.jp/personalinfo/faq/APPI_QA/#q7-25

7) 令和 3 （2021）年度厚生労働科学研究費補助金　行政政策研究分野　政策科学総合研究（臨床研究等 ICT 基盤構築・人工知能実装研究）総括研究報告書「AI を活用した医療機器の開発・研究におけるデータ利用の実態把握と課題抽出に資する研究」（研究代表者：中野　壮陸）p17

8) 個人情報保護委員会「個人情報の保護に関する法律についてのガイドライン（通則編）」（3 - 7 - 1 ）

飯嶋久志 (いいじま　ひさし) [第 1 章、第 4 章担当]
一般社団法人千葉県薬剤師会　薬事情報センター長

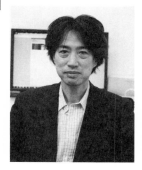

〈略歴〉
1994年　日本大学薬学部卒業
1997年　千葉県薬剤師会　入職
1999年　国際鍼灸専門学校卒業
2002年　千葉県薬剤師会　薬事情報センター主任研究員
2004年　日本大学　博士（薬学）
2007年　千葉県薬剤師会　薬事情報センター長

〈主な認定〉
インフェクションコントロールドクター（ICD 制度協議会）

〈主な活動〉
日本医薬品情報学会　理事
日本医療薬学会　代議員
日本薬剤師会　臨床・疫学研究推進委員会　副委員長
日本薬剤師会　臨床・疫学研究倫理審査委員会　副委員長
日本大学薬学部　臨床研究に関する倫理審査委員会　委員　など

〈主な研究業績〉
1 ）飯嶋久志，鷲尾夢香．Bradford の法則に基づくコア・ジャーナルの選定と評価～消化性潰瘍
　治療薬を対象として～．医薬品情報学2021；23(1)：26-31.
2 ）Hisashi Iijima, Miwako Kamei. Trends in Study Design Assessment for Anti-Influenza
　Agents. Japanese Journal of Pharmaceutical Health Care and Sciences 2019; 45(8): 451-459.
3 ）Hisashi Iijima, Miwako Kamei. Longitudinal Evaluation and Meta-analysis of Clinical Arti-
　cles on the Antihypertensive Effects of Incretin-related Drugs. Japanese Journal of Pharma-
　ceutical Health Care and Sciences 2017; 43(4): 201-214.
4 ）飯嶋久志，大澄朋香．メタアナリシス論文における評価基準の妥当性とデータ抽出～インクレ
　チン関連薬の治療効果と副作用～．医薬品情報学2016；18(1)：22-32.
5 ）Tomoka Osumi, Hisashi Iijima. Assessment and Analysis of the Assessment Criteria for
　Meta-Analysis Articles－Management of Diabetes Pharmacotherapy Based on Meta-Analysis
　Articles－. Japanese Journal of Pharmaceutical Health Care and Sciences 2013. 39. 347-355.

氏原　淳（うじはら　あつし）[第 2 章担当]

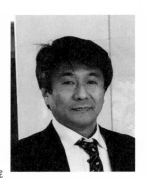

北里大学北里研究所病院　研究部副部長／
　　　　　　　　　　　　薬剤部研究業務担当副部長
　　　　　　　　　　　　研究倫理委員会　事務局長
　　　　　　　　　　　　臨床研究適正運用管理室　室長補佐

北里大学薬学部　兼任教員
北里大学北里感染制御科学府　兼任教員

〈略歴〉
1986 年 3 月　北里大学薬学部薬学科卒業
1986 年 4 月　製薬会社勤務
1988 年 5 月　社団法人（現学校法人）北里研究所　北里研究所病院　薬剤部に入所
2000 年 2 月　治験管理室（現研究部）設立（2016 年 6 月まで治験業務従事）
2016 年 7 月　臨床研究適正運用管理室設立、同部署兼務
2021 年 7 月　研究倫理委員会事務局長
2022 年 8 月　研究部副部長（兼務）

〈主な認定〉
日本臨床薬理学会認定 CRC
日本臨床試験学会 GCP パスポート

〈主な著書（いずれも共著）〉
『薬学人のための事例で学ぶ倫理学』南江堂
『実践　チーム医療論実際と教育プログラム』医歯薬出版
『薬学生・薬剤師のためのヒューマニズム』羊土社
『薬剤師の強化書　これからはじめる IT 活用術』南山堂

〈主な活動〉
2011 年 4 月〜　一般財団法人臨床試験支援財団評議員
2021 年 4 月〜　一般社団法人日本臨床薬理学会評議員

〈主な研究業績〉
1 ）氏原淳，病院研究倫理委員会における規制対象外研究の倫理審査体制，薬学教育第 7 巻，2023.
2 ）堂囲俊彦，渡邉達也，中田亜希子，氏原淳，有田悦子，学会編集委員会は規制対象外の研究にどのように対応しているか，臨床薬理，54(2)，77-83，2023.
3 ）堂囲俊彦，渡邉達也，中田亜希子，氏原淳，有田悦子，倫理委員会は規制対象外の研究にどのように対応しているか，臨床薬理，52(5)，127-133，2021.
4 ）氏原淳，研究不正と Research Integrity，臨床薬理，51(4)，234-238，2020.
5 ）堂囲俊彦，亀田有希子，渡邉達也，氏原淳，治験における包括同意の現状と課題，臨床薬理，50(4)，177-182，2019.
6 ）氏原淳，どうすれば定着するか？　治験終了後の被験者への情報提供，薬理と治療，43(8)，1069-1072，2015.

内田直樹（うちだ　なおき）[第3章、第5章担当]

昭和大学医学部　薬理学講座（臨床薬理学部門）教授
昭和大学臨床薬理研究所　副所長

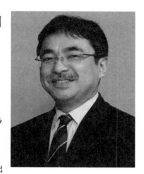

〈略歴〉

1992年	昭和大学　医学部卒業
1996年	昭和大学　大学院修了（医学博士取得）
1996年	昭和大学　医学部　第二薬理学教室　助手
1998～2000年	Centre for Human Drug Research、オランダ　ラ イデン大学留学
2007年	昭和大学　医学部　第二薬理学教室　講師
2008～2009年	厚生労働省医薬食品局審査管理課課長補佐（出向） 同　総務課医薬品副作用被害対策室室長補佐（出 向）
2011年	昭和大学　医学部　薬理学講座（臨床薬理学部門） 准教授
	昭和大学　臨床薬理研究センター　副センター長
2014年	昭和大学　医学部　薬理学講座（臨床薬理学部門）教授
	昭和大学　臨床薬理研究所（臨床薬理研究センターより改組）　副所長

〈主な認定〉

日本臨床薬理学会　専門医／指導医

〈主な研究業績〉

1 ）Ken Iseri, Makoto Watanabe, Xiao-Pen Lee, Miho Yamada, Kakei Ryu, Masayuki Iyoda, Naoki Uchida, Keizo Sato, Takanori Shibata. Elimination of intravenous alendronate by hemodialysis: A kinetic study. Hemodialysis International, 23(4): 466-471, 22 Jul 2019.

2 ）Daisuke Ichikura, Shuichi Nawata, Noriko Kohyama, Manami Tokunaga, Noriko Hida, Taigi Yamazaki, Sachiko Takenoshita, Naoki Uchida, Atsuko Minemura, Tadanori Sasaki. Clinical pharmacokinetics of Mianserin Suppositories in Healthy Older Japanese Male Adults: A Pilot Study: *Jpn. J Clin. Pharmacol. Ther.*, 50(2): 23-30, 2019.

3 ）Naoki Uchida, Takehiko Sambe, Koichiro Yoneyama, Naoki Fukazawa, Takehiko Kawanishi, Shinichi Kobayashi, Midori Shima. A first-in-human phase 1 study of ACE910, a novel factor VIII-mimetic bispecific antibody, in healthy subjects. Blood, Vol. 127, Number 13, 1633-1641. 31 March 2016.

4 ）Shuichi Nawata, Noriko Kohyama, Naoki Uchida, Satoshi Numazawa, Masayuki Ohbayashi, Yasuna Kobayashi, Masanori Iwata, Takanori Nakajima, Akira Izuka, Hiroshi Saito, Toshinori Yamamoto. The pharmacokinetics of mianserin suppositories for rectal administration in dogs and healthy volunteers: A pilot study. Journal of Pharmaceutical Health Care and Sciences. Vol. 2(12), 2016.

5 ）Makiko Hirosawa, Takehiko Sambe, Naoki Uchida, Xiao-Pen Lee, Keizo Sato, Shinichi Kobayashi. Determination of nonsteroidal anti-inflammatory drugs in human tear and plasma samples using ultra-fast liquid chromatography-tandem mass spectrometry. Jpn J Ophthalmol. 59: 364-371, 2015.

佐藤愛美（さとう　あいみ）[第6章、第7章担当]

弁護士、薬剤師

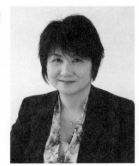

〈所属〉
四谷タウン総合法律事務所
第一東京弁護士会

〈資格〉
弁護士、薬剤師　等

〈略歴〉
日本大学理工学部薬学科卒業
明治大学大学院法務研究科修了
東京大学医学部付属病院薬剤部研修生修了
三菱自動車工業株式会社勤務
治験支援業務に関する専門家調査委員会委員　等

〈現職〉
第一東京弁護士会　労働法制委員会委員
第一東京弁護士会　総合研修センター医事法研究部会部会員
日本薬剤師会　臨床・疫学研究倫理審査委員会委員
日本大学薬学部　臨床研究に関する倫理審査委員会委員
日本大学　薬学部　非常勤講師（「医療と法」担当）
株式会社ナノエッグ　社外監査役
学校法人日本大学　評議員　等

〈主な著書〉
『最新　労働者派遣法の詳解　法的課題　その理論と実務』（労務行政・共著）
『一般法人・公益法人のガバナンス Q&A』（きんざい・共著）
『スタンダード薬学シリーズⅡ-9　薬学演習Ⅲ（薬学総論・衛生薬学）』（東京化学同人・共著）
『必携実務家のための法律ハンドブック』（新日本法規・共著）

神里彩子（かみさと　あやこ）［第8章担当］

博士（法学）
東京大学医科学研究所　先端医療研究センター生命倫理研究分野／
研究倫理支援室　准教授

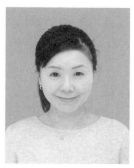

〈略歴〉

1996年3月	慶應義塾大学　環境情報学部卒業
1998年3月	法政大学　大学院社会科学研究科法律学専攻修士課程 修了（法学修士）
2002年3月	法政大学　大学院社会科学研究科法律学専攻博士課程 単位取得退学
2002年4月	㈱科学技術文明研究所　研究員（～2007年3月31日）
2006年4月	日本学術振興会　産学官連携研究員（東京大学、～ 2008年1月）
2008年2月	東京大学公共政策大学院　公共政策学連携研究部特任 研究員～2009年1月）
2009年2月	東京大学医科学研究所　研究倫理支援室特任助教（～2013年12月）
2014年1月	東京大学医科学研究所　研究倫理支援室特任准教授（～2017年1月）
2017年2月	東京大学医科学研究所　先端医療研究センター生命倫理研究分野／研究倫理支援室准 教授（～現在）

〈主な業績〉

1）神里彩子・武藤香織編『医学・生命科学の研究倫理ハンドブック第2版』（東京大学出版会、2023年）
2）神里彩子・有澤和代「提供試料から生成された研究データの産業利用に対する一般市民の意識——アンケート調査結果からの考案」臨床薬理53巻6号 pp.235-242（2022年）
3）神里彩子・吉田幸恵「医学研究用語に対する一般市民認知度・理解度調査——インターネット調査結果からの考察——」臨床薬理51巻4号 pp.187-198（2020年）

超簡単!! 研究倫理審査と申請 第2版
～適正な臨床・疫学研究の推進に向けて～

2018年6月30日　初版発行
2023年9月18日　第2版第1刷発行

著者　飯嶋久志、氏原淳、内田直樹、神里彩子、佐藤愛美
発行　株式会社薬事日報社
　　　　東京都千代田区神田和泉町1番地
　　　　電話　03-3862-2141　FAX　03-3866-8495
　　　　https://www.yakuji.co.jp/
表紙デザイン　株式会社アプリオリ
印刷　昭和情報プロセス株式会社